河南省护理学会组织编写

健康中国 · **跟我学护理** · 全媒体科普丛书

总主编 宋葆云 孙 花

健康呼吸小卫士

JIANKANG HUXI XIAOWEISHI

主编 周诗扬
方慧玲
冯素萍

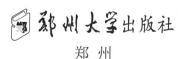

郑州大学出版社

郑 州

U0325511

图书在版编目(CIP)数据

健康呼吸小卫士/周诗扬,方慧玲,冯素萍主编.
—郑州:郑州大学出版社,2020.8
(健康中国·跟我学护理·全媒体科普丛书/宋葆
云,孙花总主编)
ISBN 978-7-5645-7142-9

Ⅰ.①健… Ⅱ.①周…②方…③冯… Ⅲ.①呼吸系
统疾病-护理-问题解答 Ⅳ.①R473.5-44

中国版本图书馆 CIP 数据核字(2020)第 134605 号

郑州大学出版社出版发行
郑州市大学路 40 号　　　　　　　　邮政编码:450052
出版人:孙保营　　　　　　　　　　发行电话:0371-66966070
全国新华书店经销
河南文华印务有限公司印制
开本:710 mm×1 010 mm　1/16
印张:10
字数:153 千字
版次:2020 年 8 月第 1 版　　　　　印次:2020 年 8 月第 1 次印刷

书号:ISBN 978-7-5645-7142-9　　　定价:33.00 元
本书如有印装质量问题,请向本社调换

健康中国·跟我学护理·全媒体科普丛书

作者名单

丛书编写委员会

主　审　王　伟

总主编　宋葆云　孙　花

编　委　（以姓氏首字笔画为序）

于江琪　王　伟　王云霞　牛红艳

方慧玲　田　胜　冯英璞　兰　红

兰云霞　邢林波　成巧梅　刘　姝

刘延锦　孙　花　孙明明　孙淑玲

李秀霞　李拴荣　吴松梅　吴春华

宋葆云　张红梅　张林虹　张玲玲

周诗扬　周彩峰　姜会霞　黄换香

本册编写委员会

主　编　周诗扬　方慧玲　冯素萍

编　委　（以姓氏首字笔画为序）

丁　密　凡翠华　王　莉　吕娅敏

张　娟　张爱红　陈鲁玉　常晓旭

崔春艳　魏　敏

组织单位

河南省护理学会

河南省护理学会健康教育专业委员会

创作、协作单位

河南省胸科医院

河南省人民医院

河南省省立医院

河南科技大学第一附属医院

安阳市肿瘤医院

出版说明

健康是人的基本权利,是家庭幸福的基础,是社会和谐的象征,是国家文明的标志。党和国家把人民群众的健康放在优先发展的战略地位,提出"健康中国"战略目标,强调为人民群众提供公平可及的全方位、全周期的健康服务。这就要求护理人员顺应时代和人民群众的健康需求,以健康科普为切入点,加速促进护理服务从"以治疗为中心"转向"以健康为中心",精准对接人民群众全生命周期的健康科普、疾病预防、慢性病管理、老年养护等服务领域,为人民群众提供喜闻乐见的优秀护理科普作品,不断提高人民群众的健康素养及防病能力。这是时代赋予护理工作者神圣的使命和义不容辞的职责。

河南省护理学会健康教育专业委员会组织百余名护理专家,深耕细作,历时两年,编写这套"健康中国·跟我学护理·全媒体科普丛书",其作者大多是临床经验丰富的护理部主任、三级医院的护士长、科普经验丰富的优秀护师、护理学科的带头人。她们把多年的护理经验和对护理知识的深刻理解,转化为普通百姓最为关心、最需要了解的健康知识和护理知识点,采用"一问一答"的形式,全面解答了各个专科的常见病、多发病、慢性病的预防知识、安全用药、紧急救护、康复锻炼、自我管理过程中的护理问题。同时,对各个学科最新的检查和治疗方法做了介绍,以帮助和指导患者及其家属正确理解、选择、接纳医生的治疗建议。本丛书图文并茂,通俗易懂,紧跟时代需求,融入微视频,扫码可以观看讲解,通过手机可以分享,丰富了科普书创作形式,提升了科普作品的传播功能。丛书共有16个分册,3 000多个问题,800多个微视频,凝聚了众多护理专家的心血和智慧。

衷心希望,我们在繁忙的工作之余总结汇编的这些宝贵的护理经验能给广大读者更多的健康帮助和支持。让我们一起为自己、家人和人民群众的健康而努力。同

1

时,也希望这套丛书能成为新入职护理人员、医护实习人员、基层医护人员和非专科护理人员开展健康科普的参考用书。让我们牢记医者使命,担当医者责任,弘扬健康理念,传播健康知识,提升全民健康素养,为健康中国而努力。

在此,特别感谢中华护理学会理事长吴欣娟教授为丛书作序。向参加丛书编写的所有护理专家团队及工作人员表示衷心的感谢,向河南省护理学会各位领导及健康教育专业委员会各位同仁给予的支持致以诚挚的谢意。衷心地感谢协作单位及制作视频的护理同仁为此工程付出的辛苦努力!

河南省护理学会健康教育专业委员会

2019 年 5 月

序

现代护理学赋予护士的根本任务是"促进健康,预防疾病,恢复健康,减轻痛苦"。通过护理干预手段将健康理念和健康知识普及更广泛的人群,促使人们自觉地采取有利于健康的行为,改善、维持和促进人类健康,是一代又一代护理人探索和努力的方向。

河南省护理学会组织百余名护理专家,深耕细作,历时两年,编写这套"健康中国·跟我学护理·全媒体科普丛书"。本套丛书共有 16 个分册,3 000 多个问题,800 多个微视频,全景式地解答了公众最为关心、最需要了解的健康问题和护理问题。丛书图文并茂,通俗易懂,采用"一问一答"的方式为广大读者答疑解惑,悉心可触,匠心可叹。丛书融入了生动的微视频,可以扫码收看讲解,可谓是一部可移动的"超级护理宝典",是全媒体时代创新传播的成功典范。

健康科普读物带给人们的不仅仅是健康的知识,更能让人们在阅读中潜移默化地建立起科学的健康行为方式,这是我们赋予健康科普书籍的最终意义。愿这套护理科普丛书的出版,能够为全国 400 多万护理同仁开启健康科普和科普创作的新征程,不忘初心,不负使命,聚集力量,加速护理服务精准对接人民群众全生命周期的健康科普、疾病预防、慢病管理、老年养护等服务领域需求,让健康科普成为常态化的护理行动,使其在护理工作中落地生根,让护士真正成为健康科普及健康促进的倡导者和践行者,为中国梦和人类的健康做出新的贡献!

在此,我谨代表中华护理学会向参加丛书编写的护理专家团队及工作人员表示衷心的感谢!向河南省医学会秘书长王伟对丛书编审工作给予的大力支持和专业指导致以诚挚谢意!

中华护理学会理事长

2019 年 5 月

前　言

近年来,随着环境和生活方式的改变、老龄人口极速增长,呼吸系统疾病如支气管哮喘患病率明显增高,肺癌的发病增长率居各种恶性肿瘤之首,慢性阻塞性肺疾病患病率40岁以上人群超过8%,每年流行性感冒在我国的发病率为10%~30%,肺结核仍然属于高发传染病,肺部感染的发病率和死亡率有增无减,呼吸系统疾病成为严重危害我国人民健康的公共健康问题,给社会和家庭带来沉重的经济负担。为普及呼吸系统疾病防护知识,提高人民群众健康素养,增强公众对呼吸疾病的自我管理,我们编写了这本呼吸疾病科普书《健康呼吸小卫士》。

《健康呼吸小卫士》作为护理科普丛书"健康中国·跟我学护理·全媒体科普丛书"的分册,以公众最关心的呼吸系统健康问题和护理问题为主线,以普及呼吸系统生理功能,常见病、多发病的预防、检查、治疗、护理、康复知识为重点,给予翔实而又通俗易懂的解答。本书的编写力求贴近普通人群特别是呼吸系统疾病患者及照护者的需求,书中微视频可以帮助广大读者学以致用。

感谢河南省护理学会的领导和专家对编者工作的大力支持,感谢各位护理专家的努力与付出,感谢河南省胸科医院刘俊刚副院长的专业指导。

受编写水平的限制,文中难免出现疏漏和不妥之处,敬请读者指正,以便不断改进。

编者
2020年5月于郑州

目　录

一、居家护理常识篇

（一）了解呼吸器官及功能

1. 人体呼吸系统由哪些器官组成？

呼吸系统主要包括呼吸道和肺，呼吸道以环状软骨为界分为上呼吸道及下呼吸道。通常鼻、咽、喉称为上呼吸道；气管、支气管称为下呼吸道。气管起于环状软骨下缘（平第 6 颈椎椎体下缘），位于喉与左、右主支气管分叉处，向下至胸骨角平面（平第 4 胸椎椎体下缘）。成人男性气管平均长为10.31 厘米，女性气管平均长为9.71 厘米，分为颈部和胸部。气管先分为左右两支，再分成树枝状较小的支气管、细支气管等。（图 1-1）

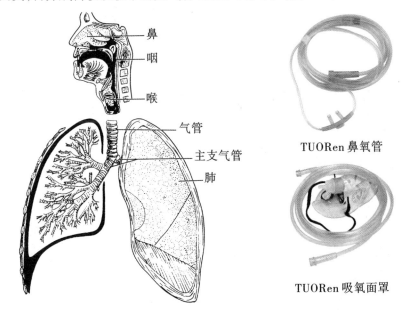

鼻
咽
喉
气管
主支气管
肺

TUORen 鼻氧管

TUORen 吸氧面罩

图 1-1　呼吸系统及医用鼻氧管

气管（图1-2）由气管软骨、平滑肌和结缔组织构成；气管管壁分黏膜层、黏膜下层和外层。肺位于胸腔内，左右两肺坐落于膈肌上方、纵隔的两侧，形似半个圆锥形，有一尖、一低、两面和三缘。肺尖经胸廓上口，向上突至颈根部，高出锁骨内侧1/3上方2～3厘米，肺底位于膈上面，又称膈面。与肋及肋间隙相邻的面称为肋面，内侧面凹陷处称为肺门，有主支气管、肺动脉、肺静脉、淋巴管和神经等进出，三缘即前缘、后缘和下缘。右肺分为上、中、下三叶，左肺分为上、下两叶。肺的表面覆盖脏胸膜，通过胸膜可见许多呈多角形的小区，称为肺小叶。

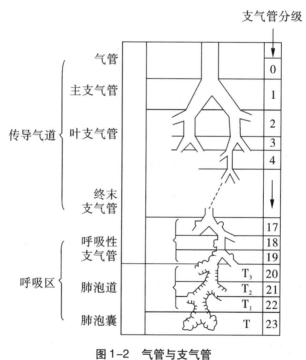

图1-2　气管与支气管

2. 呼吸系统有哪些生理功能?

上呼吸道类似空气净化器，主要作用是加温、湿化和净化吸入的空气，鼻可将空气加温到37 ℃左右，达到95%的相对湿度。

下呼吸道是传导的通道，这些通道每分每秒都在运输氧气和二氧化碳，像高速公路一样，要时刻保持畅通。

呼吸性细支气管以下直到肺泡,是气体交换的场所,肺泡与肺毛细血管血液之间,通过呼吸膜以弥散的方式交换氧气和二氧化碳等气体。这也是呼吸系统重要的工作环节之一。只有每个环节工作正常了,氧气才能顺利到达人体各个器官、组织内部发挥作用,二氧化碳这种代谢后产生的废气才能顺利排出,不在人体内造成垃圾堆积,对人体产生毒害作用。

呼吸膜以后的工作由人体血液中的红细胞继续,红细胞像一个个快递员,与氧和二氧化碳以结合的方式,将氧运送到全身各处组织细胞,再将组织细胞代谢后产生的废气——二氧化碳运至呼吸膜,然后随呼吸排出体外。

3. 呼吸系统有什么防御功能?（视频:呼吸系统的防御功能）

呼吸道和肺与外界相通,正常人每天接触的空气量达 15 000 升,此外肺与全身的血液循环和淋巴相通,还容易受到体内有害物质的侵害,为防止微生物、粉尘、变应原和有害颗粒的侵袭,呼吸道和肺进化出一套较完善的防御机制。呼吸系统的防御功能包括物理防御、化学防御和免疫防御等。

呼吸系统的
防御功能

鼻:鼻腔的结构弯曲,表面覆盖鼻毛,还有富于血管、纤毛上皮的黏膜,可以滤过、加温、湿化吸入的空气,大于 10 微米的颗粒可被阻挡。但是吸入过干、过冷的空气会使血管收缩,抵抗力下降,这也是为什么冬天呼吸系统疾病增多的原因。所以生活中要保持室内温度、湿度适宜,寒冷天气外出戴口罩来保护呼吸道。

咽:位于鼻咽、口咽和喉部的淋巴组织丰富,包括增殖体、扁桃体都发挥着防御功能。同时,因为毛细血管丰富,对辛辣刺激敏感,容易因过热、过冷的伤害而发炎。扁桃体也会在发炎时帮倒忙,出现肿大。

喉:喉是气管入口,有保护性的反射作用,在吞咽时会关闭,以避免食物及口腔分泌物误吸入呼吸道。所以小儿和老人不可吃饭时边吃、边玩、边说笑,以防止食物误入气管。

气管、支气管黏膜表层的纤毛向体外的方向不停摆动,清除呼吸道的分泌物和异物,保持气道清洁。长期吸烟及慢性气管炎的患者,黏膜上皮受到损伤,没有了纤毛,因而失去了保护作用,容易受到感染。

咳嗽是一种保护性的反射,可将气管和支气管内的异物或微生物排出体外;还有打喷嚏等,能将分泌物排出体外,有效地清除有害物。但是严重的咳嗽会导致呼吸道黏膜毛细血管破裂受损,加重疾病,要及时治疗。

气管-肺泡的淋巴细胞、淋巴组织等通过细胞免疫和体液免疫发挥防御功能,清除侵入的有害物质;呼吸道分泌的免疫球蛋白也起防御作用。

肺泡中有大量的巨噬细胞,在清除肺间质、肺泡和细支气管的颗粒中起重要作用,另外肺泡表面活性物质能增强防御功能。但是这些保护功能有时也会过于强烈对肺产生伤害,比如间质性肺炎。

尽管呼吸系统进化出一套比较完善的防御系统,但是相对于环境的变化,我们身体的进化速度远远跟不上这些变化速度,比如空气污染,我们的呼吸道还没有进化出对抗雾霾的能力;再比如由于滥用抗生素等原因,很多对抗生素产生耐药的“超级细菌”不断诞生,这些“超级细菌”就如同拥有盔甲的“细菌老怪”,和人类抗生素的对抗不断升级,而一种新的抗生素的研发往往需要几年到几十年,而且耗费巨资,这场与细菌的“升级打怪战争”人类还远远不占上风。再比如病毒,人类对病毒这种比细菌等微生物小许多的微小“坏分子”还没有什么好办法对付,病毒还常常发生变异,比如 SARS 病毒。所以日常生活中,我们每一个人,从自我做起,爱护环境,保护我们的呼吸道和肺,为我们的健康保驾护航!

4. 什么是潮气量和肺活量?

人的呼吸就如同大海的潮起潮落,周而复始,一刻也不停歇。所以我们通常把平静呼吸时吸入或者呼出的气体总量称为潮气量,就是潮水涨或者落的那部分量。正常成人的潮气量为 400～600 毫升。

肺活量指在不限定时间的情况下,一次最大吸气后再尽最大能力呼气所呼出的气体总量,代表肺一次最大的功能活动量;正常成人的肺活量平均值,男性为 3 500～4 000 毫升,女性为 2 500～3 500 毫升;肺活量随年龄的增长而下降;通常越健康的人肺活量越大,比如运动员比常人的肺活量要大。

潮气量和肺活量是进行肺功能检查时最常用的指标,能够反映一个人的肺最基本的功能状态。

5. 有哪些肌肉参与呼吸过程?（视频:呼吸肌的运动）

在自然呼吸条件下,人的呼吸是依靠大气和肺泡之间的压力差而进行的,肺的张缩是由胸廓的扩大和缩小所引起,而胸廓的扩大和缩小又是由呼吸肌的收缩和舒张所引起。当吸气肌收缩时,胸廓扩大,肺随之扩张,肺容积增大,空气就进入肺,完成吸气。反之,当吸气肌舒张和(或)呼气肌收缩时,胸廓缩小,肺容积减小,肺内气体呼出,完成呼气。也就是说肺本身不具备张缩能力,很像一块海绵,是被动地依靠呼吸肌的挤压来完成呼吸运动的。

呼吸肌的运动

进行呼吸运动的肌肉我们称之为呼吸肌。使胸廓扩大产生吸气动作的肌肉称为吸气肌,主要有膈肌和肋间外肌,吸气肌收缩—胸廓扩大—肺变大—空气进入肺完成吸气;使胸廓缩小产生呼气动作的称之为呼气肌,呼气肌收缩—胸廓缩小—肺变小—肺内气体流出肺,完成呼气。

此外,用力呼吸时还有斜角肌、胸锁乳突肌、胸背部的其他肌肉等参与呼吸运动。

由此可见,呼吸不是肺一个器官在工作,成年人每天呼吸 2 万多次,吸入空气约 10 000 升,重约 20 千克,在消耗掉大约 1 000 克氧气的同时,全身呼吸肌都参与呼吸运动。当呼吸功能受限如呼吸困难时,需要动用全部呼吸肌作用力才能完成呼吸运动,此时,机体消耗更多能量,这是我们看到的慢性肺病患者常常会消瘦的原因。所以,慢性肺病及肺源性心脏病(简称肺心病)患者,加强膳食营养,提供足够的蛋白质尤为重要。

6. 为什么要进行呼吸功能锻炼?

在日常生活中,人们会选择很多适合自己的健身方式去锻炼身体。但是很少有人知道我们肺的呼吸功能是可以通过锻炼的方法来加强的,尤其是对患有慢性支气管炎、哮喘、肺纤维化、支气管扩张、肺源性心脏病等呼吸功能减退的患者,长期坚持呼吸功能锻炼,会有以下益处。

(1)通过控制呼吸频率和呼吸方式,形成深而慢的呼吸,减少气道陷闭,提高有效通气量。

（2）恢复膈肌较正常的位置和功能。

（3）减少呼吸功耗或者增加呼吸肌的工作效率。

（4）减轻患者的呼吸困难和焦虑。

唐代名医孙思邈特别推崇腹式呼吸，因为它弥补了胸式呼吸的缺陷，使中下肺泡在换气时得到锻炼，保持良好弹性，延缓肺部老化，提高肺活量。同时还能极好地调节胃肠道功能，促进胃肠道蠕动，防止老年性习惯性便秘，如能坚持腹式呼吸，还可锻炼腹肌，消除腹部脂肪，防范多种代谢性疾病，比如肥胖。

7. 呼吸功能锻炼的方法有哪些？应注意什么？（视频：呼吸功能锻炼）

呼吸功能锻炼

呼吸功能锻炼的方法：缩唇式呼吸、腹式呼吸、深慢呼吸及呼吸操，还可以借助呼吸康复训练器进行锻炼，其他还有吹气球等锻炼方法。

缩唇式呼吸简单来说就是：用鼻子吸气，深吸慢呼，呼气时嘴唇缩成吹口哨样，慢慢将气体呼出，吸呼时间比为 1：2 或者 1：3，这样深吸慢呼的目的是防止远端的小气道呼气后很快陷闭，防止当气道这个高速路变窄后气流速度减慢，不利于二氧化碳的排出。

腹式呼吸顾名思义就是需要动用腹部肌肉的力量，练习时可将一只手放在上腹部，以感知腹部的变化，吸气时腹部膨起，呼气时腹部回缩，同样吸呼时间比也是 1：2 或者 1：3。

缩唇式呼吸和腹式呼吸可以结合到一起练习，每天练习 3~4 次，每次 15 分钟左右，逐渐增加练习次数，使成为自然的呼吸。

锻炼时要注意以下几点。

（1）因人而异：针对个体差异，选择适合自己的训练方法。

（2）循序渐进：训练时间和次数逐渐增加，一开始不要太心急，并且有个逐渐提高的过程。

（3）确保安全：以患者感觉稍累而无呼吸困难，心率较安静时增加<20 次/分，呼吸增加<5 次/分为宜。

（4）持之以恒：呼吸肌训练长久坚持才会有成效，要制订长久的训练计划,并认真落实,才能确保效果。

8.怎么做呼吸功能锻炼操?（视频：坐式呼吸操）

坐式呼吸操

呼吸功能锻炼操是在缩唇式呼吸和腹式呼吸的基础上,加强全身骨骼肌的锻炼,达到增强呼吸力和耐力,提高肺功能的锻炼方法。锻炼时可以取站位、坐位和卧位进行,仍然遵循呼吸功能锻炼的原则,因人而异、循序渐进、确保安全和持之以恒。

(1)站立式：①两手叉腰,与肩同宽,呼吸4~8次。②一手搭同侧肩膀,旋转上身,旋转时吸气,复位时呼气,左右交替练习4~8次。③双手叉腰,交替单腿抬高,抬高时吸气,复位时呼气,练习4~8次。

(2)坐式：坐于椅子或床边,双手握拳。①肘关节屈伸：屈时吸气,伸时呼气,练习4~8次。②展臂抱胸：展臂时吸气,抱胸时呼气,练习4~8次。③双手搭同侧肩上,左右旋转,旋转时吸气,复位时呼气,练习4~8次。④双膝交替伸屈：伸时吸气,复位时呼气,练习4~8次。⑤双膝交替抬高,抬高时吸气,复位时呼气,练习4~8次。

(3)卧式：仰卧于床,双手握拳,双腿屈膝。①肘关节屈伸：屈时吸气,伸时呼气,练习4~8次。②两臂交替平伸：伸时吸气,复位时呼气,练习4~8次。③双臂外展：外展时吸气,复位时呼气,练习4~8次。

9.呼吸系统疾病常见症状有哪些?

咳嗽、咳痰、咯血、胸痛及呼吸困难是呼吸系统疾病的五大主要症状,这些症状常常因病的性质不同而表现出不同的特点。

(1)咳嗽：急性疾病的咳嗽重于慢性疾病;发生在气管或者支气管的病变比肺实质病变咳嗽要剧烈;咽喉炎的咳嗽在睡前和夜间加重。常年咳嗽,秋冬季加重提示慢性阻塞性肺疾病(简称慢阻肺);发作性干咳、夜间多发可能是咳嗽变异性哮喘;持续加重的刺激性干咳伴气促则考虑特发性肺间质纤维化或支气管肺泡癌。

(2)咳痰：支气管炎痰量较多,一般呈白色泡沫黏性痰;肺部感染一般是黄绿色痰;肺炎球菌肺炎呈铁锈色痰;肺水肿呈粉红色泡沫样痰;支气管扩张为大量脓痰及间歇咯血;红棕色胶冻样痰可能是肺炎克雷伯菌感染;肺阿米巴病呈咖啡色痰;肺吸虫病为果酱样痰;大肠埃希菌感染时,脓痰有恶臭。痰量的增减反映感染的恢复程度。

（3）咯血:咯血分为痰中带血、小量咯血和大量咯血,一次咯血大于200毫升或者24小时大于500毫升称为大咯血。大咯血常见于支气管扩张和空洞型肺结核;反复少量咯血常是肺癌的早期症状。

（4）胸痛:一般胸膜刺激是刀割样疼痛;神经肌肉疼痛部位不固定。肋间神经痛、肋软骨炎和带状疱疹病毒感染引起的疼痛表现为胸壁表浅部位的疼痛,心绞痛和心肌梗死的特点是胸骨后或者左前胸部位的胸痛,可放射至左肩,还有心包炎和主动脉夹层所致的胸痛,需要医生鉴别诊断。

（5）呼吸困难:一般肺源性呼吸困难大多数发生缓慢,哮喘患者在吸入刺激性、过敏性物质后急性发生,气胸和肺水肿发生呼吸困难较急;心源性呼吸困难大多数发生急骤,心源性哮喘多夜间阵发性呼吸困难。呼吸困难的程度随疾病的发生、发展而不同。

10. 呼吸系统疾病主要原因和影响因素有哪些?

呼吸系统疾病是严重危害人类健康的常见病和多发病,最常见如感冒、气管炎和肺炎,慢阻肺是全世界都高发的慢性病,过敏性的如哮喘,传染性疾病如肺结核、严重急性呼吸综合征（SARS）,职业病如肺尘埃沉着病（简称尘肺）,还有肺栓塞、肺癌、肺寄生虫病,等等。呼吸系统疾病起病隐匿、肺功能逐渐损害、致残率高,给家庭和国民经济带来沉重的负担。其主要病变在气管、支气管、肺部及胸腔,病变轻者多咳嗽、胸痛、呼吸功能受影响,重者呼吸困难、缺氧,甚至因呼吸衰竭而致死。呼吸系统疾病原因可归纳为以下几类。

（1）感染:在呼吸系统疾病中,以感染最为常见。其病原体有病毒、立克次体、衣原体、支原体、细菌等,原发性感染往往是由于吸入了这些病原体。病毒感染以上呼吸道较常见,多伴有继发性细菌感染。

（2）过敏因素:呼吸系统的很多疾病都与过敏有关。最常见的是支气管哮喘,其次是过敏性肺炎（如外源性变应性肺泡炎、肺嗜酸粒细胞增多性综合征等）。有机粉尘如鸟类曲菌孢子等可对致敏者引起肺炎。许多结缔组织疾病都可以引起肺的组织病变,如肺纤维化间质增生等。

（3）粉尘和有害气体:生产性粉尘引起的尘肺以硅肺、煤硅肺、石棉肺为最常见。有害气体如二氧化硫、氮氧化物、氯化物,以及其他化学因素或生物因素均可引起支气管、肺部疾病。

（4）肿瘤:原发性肿瘤以支气管癌最为常见;其他部位的肿瘤转移到肺部的,也称为转移性肿瘤,常为多发性的,其原发病灶多见于胃肠道、泌尿生殖器官、乳腺、皮肤、骨等。

（5）全身疾病的呼吸系统表现:二尖瓣狭窄,左心衰竭常引起肺水肿,同时肺水肿又是某些急性有害气体中毒等多种病因引起的主要临床表现。肝硬化、肾病综合征和营养不良的血浆低蛋白血症,可引起胸腔漏出液。肺毛细血管通透性增高所引起的肺间质水肿,也可见于多种情况,如严重的挤压外伤、中毒性休克等。霍奇金淋巴瘤、白血病等也可有肺部表现。

（6）此外还有一些原因未明的疾病,如肺泡微石症、肺泡蛋白沉着症等。

影响呼吸系统疾病的主要因素有空气污染、吸烟、气候因素以及社会人口老龄化加剧等;还有就是病原体变化比如耐药细菌的增加和病毒变异;免疫功能受损人群,比如器官移植后使用免疫抑制剂患者的增加,艾滋病患者人数的增长。近年我国呼吸系统疾病谱发生的变化包括:支气管哮喘患病率明显增高;肺癌的发病率逐年递增（在我国居恶性肿瘤之首）;慢阻肺患病率居高不下（40岁以上人群超过8%）;肺结核仍属于高发传染病;肺部感染的发病率和死亡率有增无减。

11. 什么是呼吸困难? 分几种类型?

呼吸困难也就是主观上感觉呼吸费力,客观上呼吸次数增多,频次快而幅度加大。胸部疾病和其他各种疾病都可以出现呼吸困难的症状,如脑梗死、肺炎、急性气胸、气道堵塞、胸壁肌肉炎症、肋骨骨折等,甚至皮肤带状疱疹的疾病疼痛时也可以导致呼吸困难。心脏病导致的心源性呼吸困难多为渐进性,逐步加重。

呼吸困难主要分为以下3种类型。

（1）吸气性呼吸困难：吸气费力，吸气时间大于呼气时间，出现明显三凹征（胸骨上窝、锁骨上窝、肋间隙或腹上角凹陷），原因多为上呼吸道不完全梗阻。常见于喉头水肿、喉头有异物的患者。

（2）呼气性呼吸困难：呼气费力，呼气时间大于吸气时间。产生原因多因下呼吸道部分梗阻，多见于支气管哮喘、肺气肿等患者。

（3）混合性呼吸困难：吸气和呼气均感费力，多见于肺部感染的患者。

12. 异常呼吸有哪些表现形式？

很多身体的病变会影响呼吸运动，通过临床长期的观察和总结，以下几种典型的异常呼吸运动形式与某些疾病的关系非常密切。

（1）潮式呼吸：又称陈-施呼吸，是一种周期性的呼吸异常。特点表现为开始呼吸浅、慢，以后逐渐加深、加快，达高潮后，又逐渐变浅变慢，然后呼吸暂停 5 ~ 30 秒后，再重复出现以上呼吸，如此周而复始；其呼吸形态呈潮水涨落样，故称潮式呼吸。常见于中枢神经系统的疾病，如脑炎、颅内压增高、酸中毒、巴比妥类药物中毒等患者。

（2）间断呼吸：又称毕奥呼吸。表现为呼吸和呼吸暂停现象交替出现，特点为有规律地呼吸几次后，突然暂停呼吸，间隔时间长短不同，随后又开始呼吸；如此反复交替出现。常见于颅内病变、呼吸中枢衰竭等患者。

（3）深度呼吸：又称库斯莫呼吸，是一种深而规则的大呼吸。常见于尿毒症、糖尿病等引起的代谢性酸中毒患者。

（4）浮浅性呼吸：是一种浅表而不规则的呼吸，有时呈叹息样。常见于濒死患者。

（5）蝉鸣样呼吸：吸气时有一种高音调的音响，声音似蝉鸣，称为蝉鸣样呼吸。常见于喉头水肿、痉挛或喉头有异物等患者。

（6）鼾声呼吸：是指呼气时发出粗糙鼾声的呼吸，多见于深昏迷患者。

（吕娅敏　周诗扬　方慧玲）

(二)咳嗽、咳痰小知识

1. 哪些疾病能引起咳嗽、咳痰?

咳嗽是呼吸道疾病常见症状之一,本质上是一种保护性反射动作,表现为爆发式的呼气运动,常常不受我们的意识所控制,机体借咳嗽将呼吸道内有害分泌物及其他异物排出体外,是一种强有力的防御机制。但过于频繁且剧烈的咳嗽影响工作和生活,甚至引起咳嗽性晕厥、气胸,骨质疏松的老年人可引起肋骨骨折等,则失去保护意义。咳痰是通过咳嗽动作将呼吸道内分泌物排出口腔外的过程。

引起咳嗽咳痰的原因常见以下几种。

(1)感染:如上呼吸道感染、支气管炎、支气管扩张、肺炎和肺结核等。

(2)理化因素:各种刺激性粉尘、气体引起的咳嗽;误吸,也就是常说的食物和水吸入呼吸道引起的"呛咳";肿瘤生长压迫支气管也会引起咳嗽。

(3)过敏:如变应性鼻炎、支气管哮喘等咳嗽。

(4)在肺淤血和肺水肿时,因毛细血管通透性高,有浆液漏出,也会引起咳痰。

(5)其他:如胃食管反流、肺寄生虫病、心理性咳嗽等。服用 β_2 受体阻断剂(保护心血管类药物)如普萘洛尔等或服用血管紧张素转换酶抑制剂(抗高血压类药物)如卡托普利等,也会引起咳嗽。

2. 咳嗽、咳痰时怎样听音、看色辨疾病?

大多数人都有过咳嗽咳痰的现象,既然都是咳嗽为什么会有不同的声音、不同的痰液和伴随症状呢? 下面我们简单了解一些常识,通过听音、看色初步辨识疾病。

干咳或刺激性咳嗽:常见于咳嗽变异性哮喘、上呼吸道炎症、气管异物和胸膜炎。

慢性连续性咳嗽:常见于慢性支气管炎、支气管扩张。

夜间咳嗽:常见于左心衰竭。

犬吠样咳嗽:常见于会厌、喉部疾患,气管受压或异物等。

金属音调咳嗽:纵隔肿瘤、支气管癌压迫气管。

嘶哑性咳嗽:常见于声带炎、喉炎。

铁锈色痰:常见于肺炎链球菌感染(大叶性肺炎)。

红棕色胶冻样痰:见于肺炎克雷伯菌感染。

粉红色泡沫样痰:见于急性肺水肿。

灰黑色痰:见于吸入大量煤炭粉尘或长期吸烟。

痰液白色黏稠,拉成丝且难以咳出:白念珠菌感染。

脓痰有恶臭:厌氧菌感染。

咳嗽伴胸痛:常表示病变已累及胸膜。

咳嗽伴咯大量血:支气管扩张或空洞型肺结核。

咳嗽伴小量咯血或痰中带血:肺癌、肺结核。

大量痰而且排痰与体位变化有关,痰液静置后出现分层现象,上层是泡沫,中层为浆液或脓性浆液,下层为坏死组织碎屑,多见于肺脓肿、支气管扩张(化脓性感染)、支气管胸膜瘘。

3. 咳嗽、咳痰了怎么办?

当发生咳嗽、咳痰时,除了应及时到医院就诊,查明原因积极治疗。同时还应该从以下几个方面注意给患者做好照护。

(1)环境安静、整洁、舒适,注意通风,保持空气新鲜洁净,室温(18~20 ℃)和湿度(50%~60%)适宜,避免诱因,如烟雾刺激、剧烈运动、吸烟、冷空气等。

(2)饮食:给予高蛋白、高维生素饮食,如瘦肉、鱼类、豆制品、新鲜的蔬菜水果等,营养要足够、均衡,避免进食油腻、辛辣刺激食物,同时要多饮水,如无心、肺、肾功能受限,每日饮水一般在1 500毫升以上,保持呼吸道黏膜的湿润,利于痰液稀释和排出。

(3)观察咳嗽、咳痰情况,并记录痰液的颜色、量与性质,为医生诊治提供准确有效的信息;并能正确采集痰标本及时送检。

(4)积极采取适当的方法促进有效排痰,包括雾化吸入、叩背排痰、机械排痰和体位引流等。病重者无力咳痰应根据需要吸痰,并注意观察有无窒息危险,及时配合医护人员做好抢救工作。

4. 有效排痰的方法有哪些?

痰液是支气管、气管和肺泡产生的分泌物,95%的成分是水,健康的人痰液量很少,正常情况下使呼吸道黏膜保持湿润。当呼吸道感染时,痰量增加,内含有灰尘、大量的病原体、各种人体细胞如白细胞、吞噬细胞,以及坏死的组织细胞等,容易导致痰液黏稠。当痰液黏稠不容易咳出时,一方面影响我们的呼吸通畅,特别对于老年患者而言,容易因痰液窒息而发生意外死亡;另一方面这些痰液和脓液不能及时排除,滞留在肺和呼吸道内,使得炎症吸收困难,感染扩散,所以排痰对于呼吸道疾病患者而言非常重要。

曾经有一个真实的病例,一名肺部感染的患者,X射线显示肺部积满了痰液,在没有使用抗生素的情况下,经过一名护士一夜不停地帮助其排痰,第二天X射线显示肺部清晰了许多,这也就意味着肺部的炎症没有扩散,排痰大大促进了肺部炎症的吸收。目前常用的有效排痰的方法包括:①通过手法进行叩击、震颤和有效排痰。②排痰机辅助排痰。③体位引流。④雾化吸入生理盐水或者稀释痰液的药物,利于排出痰液。⑤吸痰。可直接经口、鼻腔吸痰,或者气管插管和切开处进行吸痰。⑥纤维支气管镜下吸痰。

选择排痰的方法应根据患者的病情,患者自己排痰的能力和意愿,遵照医生的判断,综合选择。比如一个慢性阻塞性肺疾病患者,在病情稳定期可以选择手法和排痰机辅助排痰,支气管扩张患者选择体位引流。而对于有痰液黏稠,痰多又无力咳嗽的危重症患者,应采取吸痰法,尽快解除患者可能因痰液堵塞呼吸道而发生窒息的潜在危险。如果痰液较深吸痰效果不好,在没有禁忌的情况下尽快联系内镜中心行支气管镜下吸痰。

5. 怎样正确留取痰标本?（视频:留取痰标本）

痰液检查化验的结果对呼吸系统疾病的诊断、治疗及医生临床用药等都有重要的指导意义,所以痰标本的采集质量非常关键。

留取痰标本

临床上常见的痰标本类型有:常规痰标本,痰培养标本,24 小时痰标本,有结核液基集涂片,结核分枝杆菌培养加药敏试验,结核分枝杆菌及耐药基因检测等。

在留取痰标本之前,如有假牙,要先取出假牙。用清水漱口,清除口腔中的食物残渣和细菌。注意,痰培养标本,要先用漱口液漱口,再用清水漱口。

然后深呼吸数次,用力将气管深部的分泌物咳出。

如果痰液黏稠不易咳出,可以适当雾化吸入生理盐水,使痰液变得稀薄,痰量增多,易于排出。

新鲜留取的痰标本放置于痰盒内,并盖好。注意痰培养标本应放置在专用的无菌痰盒内。

用药之前留取的痰标本,细菌检出率会高于用药后留取的标本,住院患者在入院后、用药前应尽快留取痰标本。

24 小时痰标本,需要留取晨起七点到次日晨起七点全部的痰液。

唾液及食物残渣大于 2/3 痰量或者唾液及口腔污染物占到 1/2 量均为不合格。

标本留好了,要在 2 小时内送往检验科,如有特殊情况未能及时送检,应在 4 ℃环境下放置,不超过 24 小时,如果检查项目是痰检癌细胞时,则应该立即送检。

6.什么是呼吸康复训练器? 如何使用?（视频:呼吸康复训练器）

呼吸康复训练器

呼吸康复训练器是一种帮助呼吸肌锻炼的仪器,方便携带,适合意识清醒的慢性阻塞性呼吸系统疾病或者长期卧床的患者。呼吸康复训练器的核心是阻力调节装置,通过增大吸气阻力锻炼呼吸肌群,提高膈肌的耐力和肌力。阻力可根据情况调节,分为 0 ~ 5 档,刚开始训练的选择 0 档,逐渐增加阻力,长期锻炼,能够提高肺活量和呼吸容量,有效提高肺功能。同时还包括震动排痰功能。

7.如何有效叩背排痰?（视频:叩击、震颤和有效咳痰）

在叩击、震颤进行前,要查 X 射线片,听诊双肺,确定肺部叩击、震颤的位置,在生命体征平稳时进行。

胸部叩击取侧卧位或坐位,体位的摆放要根据患者的病情和耐受情况,并能充分暴露患者的胸部。叩击者双手的手指指腹并拢,掌指关节屈曲120°左右,使掌侧呈杯状,利用腕关节活动,用腕部力量轻柔迅速叩击,叩击时按支气管走向由外周向中央叩击,从下往上,感染部位着重叩击,每分钟120～180次,总叩击时间5～15分钟,叩击力量适中,以患者不感到疼痛为宜。

叩击、震颤和有效咳痰

震颤可紧跟叩击进行,只在呼气时震颤,震颤时,手掌紧贴胸壁,对胸壁施加一定压力并做轻柔的上下抖动,每个部位重复6～7个呼吸周期,叩击、震颤时鼓励患者咳嗽,震颤时间5～10分钟为宜,在餐后2小时或者餐前30分钟进行。震颤不适宜骨质疏松患者。

咳痰时尽量坐直,先进行深而慢的呼吸5～6次,后深吸气,屏气3～5秒,身体前倾,从胸腔进行2～3次短促有力的咳嗽,咳嗽时收缩腹肌或用手按压上腹部,帮助咳痰。

在此过程中应密切观察病情变化和呼吸情况,如果出现呼吸困难、发绀,需立即停止,并通知医生。

（丁　密　周诗扬　魏　敏）

（三）咯血是怎么回事

1. 什么是咯血?

咯血是由于喉部及以下的气管、支气管及肺组织的血管破裂导致出血,并从口腔咳出。咯血分为痰中带血、少量咯血(每天<100毫升)、中量咯血(每天100～500毫升),大量咯血(每天>500毫升或每次>200毫升)。发生咯血时一定要立即到医院就诊,查明原因及时治疗。

还有一种情况是胃或食管出血,然后经口呕出,叫作"呕血"。由于都是从口腔排出的血,常常和咯血不容易区分,当发生咯血时要注意加以区别,比如有没有腹胀、恶心等消化道症状,协助医生鉴别清楚到底是咯血还是呕血,同时注意排除有没有咯血和呕血两种情况并存。

2. 引起咯血的常见病因有哪些?

引起咯血的原因有很多,主要是呼吸系统疾病引起的,常见于支气管和肺部疾病,比如支气管扩张、支气管肿瘤、支气管结核和慢性支气管炎等;肺部的疾病如肺结核、肺炎、肺脓肿和肺真菌病等。在我国排前3位的分别是肺结核、支气管扩张和支气管肺癌。

心血管疾病也会导致咯血发生,最常见的是二尖瓣狭窄。

其他如血液病、流行性出血热或气管、支气管子宫内膜异位症等也会引起咯血。

3. 出现大咯血前有哪些先兆和伴随症状?

大咯血前常有喉头发痒、胸闷,伴有咳嗽、发热、胸痛、脓痰和皮肤黏膜出血、黄疸等症状。这时要立即拨打120急救电话到医院急诊,在院患者要立即报告医护人员进行紧急处理,以免延误病情。

当发生小量咯血时就需要警惕,血管破裂可能突然增大,继而发生大咯血。哪怕只是痰中带血,一定要及时就医,住院患者未经医生同意不能擅自离开医院,要卧床休息,不吃辛辣、干硬等食物,避免受凉感冒等诱发咳嗽,同时遵照医嘱使用止血药等,避免诱发大量咯血。

4. 发生大咯血时应该怎么办?(视频:大咯血怎么办)

大咯血
怎么办

咯血时要保持镇定,不要恐慌,及时拨打120急救电话或联系家人送往医院救治。有血尽量咯出,不要憋着不咯,防止堵塞呼吸道引起窒息。大咯血短时间致死的主要原因并非是失血过多,而是由于血液未能及时引出,导致呼吸道阻塞,窒息而亡,因此预防窒息是关键。

如已知出血位于左肺或者右肺,应采取患侧在下,侧卧头低位;如不知出血源于哪侧肺,可采取头低脚高俯卧位,以便顺利将血咯出。

避免剧烈活动和不必要的搬动,以免加重咯血。入院后应卧床休息,配合医生完善检查、心电监测,遵医嘱吸氧、建立静脉通路等。

大咯血患者应暂停饮食,止住血后给温凉软食,避免大的活动量和进食热食引起血管扩张,再次诱发咯血。

重点观察患者精神和意识状态的变化、咯血的颜色和量、及时发现有无窒息的早期症状。咯血时如出现精神紧张、坐卧不安、面色晦暗、咯血不畅,往往是窒息先兆,要及时报告医生配合抢救。

目前咯血的治疗方案有:药物止血、支气管镜下止血、选择性支气管动脉栓塞术,绝大多数患者经过上述方法都可以得到有效止血,部分保守治疗无效的应考虑外科手术治疗。不论何种原因咯血,尽快控制咯血,积极找出病因,针对病因治疗,避免因咯血窒息。

5. 发生大咯血窒息在医务人员到达前该如何自救呢?

咯血时如患者出现精神紧张、坐卧不安、面色晦暗、咯血不畅,往往是窒息先兆。

如患者突然出现表情恐怖、胸闷气促、张口瞪目、双手乱抓、大汗淋漓、唇指发绀甚至意识丧失等,提示已窒息。家人应立即站到床上,抱起患者的腰部或双腿,使身体倒立。另一人托起头部向背侧屈曲(拉直气道),并迅速轻拍背部,以便倒出气道内积血。若牙关紧闭可用铁勺等撬开口腔清除口腔内积血。

除了以上的自救方法外,一定要第一时间呼叫家人、邻居拨打 120 急救电话,及早送往医院救治。

6. 怎样护理咯血的患者?（视频:咯血患者的护理）

咯血患者首先要保持稳定的情绪,避免紧张,积极配合医护人员的治疗和检查,咯血时要将血液咯出,不要留在呼吸道或咽下,防止窒息。

体位:大量咯血者,应该绝对卧床休息,患侧朝下,这样可以防止患侧流出的血液和分泌物流入健康的肺部,同时有利于健侧肺的通气。

饮食:大咯血者应暂停饮食,小咯血者宜进食少量温凉流质饮食,过冷或过热食物均易诱发或加重咯血。多饮水,多食富含纤维素食物如蔬菜、水

咯血患者的
护理

果等,以保持排便通畅;便秘可给缓泻药,避免因用力排便而引起再度咯血。要避免辛辣食物、浓茶、咖啡及兴奋性饮料。特别要注意的是禁止饮酒。咯血患者不论咯血量的大小都不能饮酒,即使已不咯血也不例外。

休息:小量咯血者以静卧休息为主;大咯血患者,应绝对卧床休息,以咯血停止1周为宜。咯血患者不宜使用电热毯或者睡热炕。因为使用电热毯或者睡热炕会导致被窝里的温度上升,被窝里的温度高于人体温度,会使肺部血管扩张,毛细血管自然也就扩张充血,通透性增加,有可能再次引起咯血。

药物应用的注意问题:常见的止血药有垂体后叶素、酚磺乙胺、氨甲苯酸、血凝酶、云南白药、安络血等。其中垂体后叶素能够收缩血管,快速止血,但用药后可引起血压升高、面色苍白、出汗、恶心、腹痛和大便次数增多等不良反应,静脉输注时要缓慢滴入,同时要注意观察血压,如果出现血压升高要及时报告医生,减慢或停止用药。所有止血药均应按医嘱应用,不要私自增加或减少药量以免影响治疗效果,用药期间出现任何不适要及时与医生沟通。

保持口腔清洁,咯血后漱口,擦净血迹,防止因口咽部异物感刺激引起咳嗽而诱发咯血。

注意保暖,观察体温、脉搏和呼吸的变化。

（冯素萍　吕娅敏　周诗扬）

（四）了解吸氧及护理

1.吸氧的目的是什么?

吸氧是治疗很多疾病的重要方法。主要目的是提高动脉血氧分压和氧饱和度,纠正低氧血症和缺氧症状,改善心肺功能,使呼吸平稳不再费劲,同时为全身的脏器和细胞输送充足的氧气,维持正常的生理功能。一个健康的人生活中是不需要吸氧的。

2. 什么情况下需要吸氧?

是否需要吸氧应该由医生来判断。一般情况下,哮喘、支气管炎、气胸等呼吸系统疾病伴有肺活量减少的患者;心肺功能不全如心衰患者;各种中毒引起的呼吸困难者,如一氧化碳中毒患者;昏迷的患者;外科手术前后、大出血休克患者;分娩时产程延长或胎心心音不良等都应该给予氧气吸入。

当缺氧时,人体会通过增加呼吸次数、加深呼吸、增加心跳次数等来提高摄氧效率,由于人体的红细胞是氧气和二氧化碳的"运输兵",在高原地区由于氧浓度低,人体还会反应性地增加红细胞数量来提高摄氧效果,这就是为何在高原地区长期生活的民众,脸蛋上常常会有俗称的"高原红"。缺氧除了加重心肺的负担,全身的每一个脏器和细胞也会因氧气不足而受到影响,功能受损,甚至结构被破坏。

氧疗是一种重要的治疗手段,特别对于很多慢性呼吸系统疾病如慢性阻塞性肺疾病、肺间质纤维化、肺源性心脏病等患者来说,并不是都要等到患者感觉呼吸困难、缺氧严重才需要吸氧。等到患者出现呼吸困难、血氧分压和血饱和度下降,说明已经超出人体的自我调节能力范围,心脏和肺的负担已经超载,已经累得不行了。氧疗就如同有一个助力的人,在扶着累坏了的心肺前行,大大减轻心肺的负担,并且全身的脏器和细胞(包括肺和心脏本身)也不再因缺氧而受损。在用药物治疗的同时也要重视氧疗,"两条腿走路"才能更快、更好地促进身体康复。

3. 常用的吸氧方式有哪些?

如何选择吸氧方式和吸氧管,要根据病情遵医嘱选择。常用的吸氧方式有鼻塞、鼻导管、面罩、文丘里面罩、吸氧头罩,其他还有高流量吸氧、高频吸氧、机械通气给氧法(包括无创和有创两种)和高压氧舱等。鼻导管和鼻塞是最常见的,适用于对氧流量要求不高的患者,一般不超过 7 升/分,流量大的时候冲击力会使人无法耐受。

常用的吸氧方式

面罩比鼻导管更舒适,适用于严重缺氧者,吸氧浓度可达到 40% ~ 50%,但是呼出的二氧化碳容易残留,不适用于有二氧化碳潴留风险的患者如慢性阻塞肺疾病患者和Ⅱ型呼吸衰竭患者。文丘里面罩吸氧提高氧分压迅速,提供的氧气浓度精准稳定,同时还可以雾化和吸痰,不需要湿化,有利于排出二氧化碳,适用于Ⅱ型呼吸衰竭的患者,但是比较浪费氧气。

头罩简便、无刺激,长时间也不会发生氧中毒,且透明便于观察病情,适用于小儿吸氧。

高流量吸氧机目前在临床中的应用较广泛,氧气流量和浓度可精准调节,氧气浓度可达100%,流量可达70升/分,还可以调节吸氧温度,能够迅速提高氧分压。和无创呼吸机辅助给氧相比,高流量吸氧不需要使用口鼻罩或鼻罩捂住口鼻,患者更愿意配合。

高流量吸氧、高频吸氧、机械通气给氧以及高压氧舱,都有严格的适应证和指征,需要医生根据病情判断。

4. 什么是高流量吸氧?（视频:高流量吸氧）

高流量吸氧

这里所说的高流量吸氧不是指吸氧流量单位,而是一种新型的氧疗机器,由空氧混合装置、加温加湿装置和储氧式鼻塞等部分组成,通过空氧混合器提供精确的吸入氧浓度(可达到21% ~ 100%),输出流量最高达70升/分,还提供经过充分温化和湿化(相对湿度100%,温度37 ℃)的吸入气体,以达到更佳的氧疗效果。传统的氧疗方式无法达到这样高和准确的浓度和流量,也不能提供这么精准舒适的温湿度。目前在各种原因导致的急性、慢性呼吸衰竭中均有广泛的应用。

5. 吸氧时为什么在湿化瓶里加水?

吸氧时在湿化瓶内加水是为了对氧气进行湿化,使得吸入呼吸道的氧气是湿润的,以减少氧气对鼻黏膜和支气管黏膜的刺激引起的不适感,同时使得痰液容易排出。但是如果水太多,水泡随氧气冲入鼻腔,虽然没有什么不良后果,但也会引起患者的不适,一般湿化瓶内加1/3 ~ 1/2满,湿化瓶的水应使用灭菌注射用水或者蒸馏水,家庭氧疗可以用纯净水或者凉开水,但不能直接使用自来水。

6. 家庭长期吸氧怎样选择吸氧装置?

制氧机是通过物理原理,将空气中的氮气和氧气分离,得到高浓度的氧气,产氧迅速、耗电量低、使用价格低,因使用方便、安全、经济,故目前在家庭中应用比较普遍。机器的使用寿命一般为 2~5 年,需要使用电源,缺点是部分制氧机氧浓度和氧流量受一定限制,不能达到中心供氧和氧气筒一样的高浓度连接呼吸机使用。

氧气瓶每次使用完后需要重新充氧,在使用过程中要严格注意防火、防热、防震和防油,以免发生爆炸等安全事故。

氧气袋使用方便、经济,但使用时间短,只有半小时左右,适合短途转运患者。

7. 家庭长期吸氧有哪些安全要求?(视频:家庭用氧知识)

家庭氧疗要在医生的指导下使用,学会正确的方法,以保证安全有效。适用于慢性阻塞性肺疾病、慢性肺源性心脏病、肺间质纤维化、哮喘、肺气肿等慢性呼吸系统疾病患者,以及心功能不全导致的低氧血症,经过治疗后仍有缺氧。

家庭用氧
知识

长期使用要注意吸氧管的清洁和消毒,每天用完后用酒精擦拭或者用温开水洗净,每周消毒或者更换 1 次。湿化瓶内应使用灭菌注射用水或者蒸馏水,也可以用纯净水,但不能使用自来水,水要每天更换。湿化瓶本身容易藏污纳垢,要定期消毒,每周用开水煮沸或者消毒液浸泡消毒。

使用制氧机时要注意用电安全,保持室内空气流通,不要覆盖机器通气口;定期检查滤网并清洗。

使用氧气瓶要注意固定妥善,防止倾倒引起爆炸,距离暖气 1 米,禁止在室内吸烟或燃烧物品。并且氧气瓶内的氧气不能用尽,需留 1 千帕,也就是一小格,以防止再次充气时灰尘杂质等进入瓶内引起爆炸。

需要长期氧疗的患者,吸氧流量和时间要遵照医生的指导调节,慢性阻塞性肺疾病、肺源性心脏病等给予低流量、低浓度吸氧,流量 1~2 升/分,时间大于 15 小时;肺间质纤维化可给予中高流量,3~7 升/分,或者同时监测指脉氧,使得氧饱和度保持在90%以上。

(周诗扬　张爱红　方慧玲)

(五)正确使用吸入剂药物

1. 什么是吸入剂药物?

吸入剂药物是一种药物剂型,指经口或鼻子吸入,可以直接到达呼吸道和肺部,是目前治疗和预防呼吸道疾病最常用的给药方法,直接、简单、有效。

2. 为什么要使用吸入剂药物?

如口服药作用比较缓慢、静脉注射给药需要到诊所或医院等才能用上,不能及时给药,而且比较痛苦。吸入剂药物可直达肺部,用量小,作用快,安全性高,疗效好,痛苦小,并且体积小携带十分方便,随时可以使用,是许多呼吸系统疾病的首选治疗药物和应急备用的首选药物。

3. 常用吸入剂药物有哪些? （视频:常用吸入剂）

常用吸入剂

常用吸入剂药物主要有糖皮质激素类和舒张气管类两类。

常用的吸入糖皮质激素类药物是普米克,主要作用是抗炎、控制病情。

常用的舒张气管类药物有长效和短效两种类型,它们是平喘药,能有效地抑制过敏性物质的释放,防止支气管痉挛。主要用于缓解症状。短效的有可比特、沙丁胺醇、爱乐全等;长效的有昂润、施立稳、思力华等。短效吸入剂吸入后5~6分钟起效,15~30分钟达到高峰,持续4~5小时,长效吸入剂作用持续12小时以上。

临床一般都是联合用药,比如普米克与可比特一起用,先用可比特扩张支气管,解除支气管痉挛,然后再用普米克,能有效减轻气管炎症,预防哮喘。

4. 使用吸入剂要注意哪些问题？

吸入剂药物有许多优点，但是如果使用不正确，不仅浪费药物而且还起不到治疗作用，所以使用时要注意以下几点以保证效果。

（1）吸入剂使用前应仔细阅读说明书，按照医生的指导使用。

（2）糖皮质激素类药物如布地奈德，使用 1 周后方能起效，连续应用 3 ~ 12 个月才能达到最佳效果，因此要坚持长期使用，不要随意停药。在哮喘急性发作与支气管扩张剂比如沙丁胺醇气雾剂合用时，需要先吸入沙丁胺醇，5 ~ 10 分钟后再吸入糖皮质激素。

（3）支气管扩张剂用药期间注意有无心悸、低血钾和骨骼肌震颤等，少数人出现口苦或口干，一般停药后症状可消失。

（4）每次使用吸入剂后，应擦净面部，并用生理盐水或温开水深度漱口≥5 次，包括喉咙也要漱干净，以免残留药物引起喉部的不适和声音嘶哑。

患者使用吸入剂药物时应注意有无以上症状出现，定期复诊，及时向医生汇报，医生根据病情和不良反应综合考虑调整药物剂量和剂型。

5. 常用吸入剂药物都保怎么使用？（视频：都保的使用）

都保使用前要进行初始化：方法是去下瓶盖，使红色底座朝下，一只手握住都保白色中间部分，另一只手握住红色底座，将红色底座旋转到底，听到一声"咔嗒"声，再向反方向旋转到底。将上述动作重复一遍即完成初始化。

都保的使用

初始化后可正常使用，使用时拿直都保，拔出瓶盖，确保红色底座在下，一只手握住都保白色中间部分，另一只手握住红色底座，将红色底座旋转到底，听到一声"咔嗒"声，再向反方向旋转到底，即完成一次装药。

将都保移开，呼气，轻轻将吸嘴放在齿间，用双唇完全包住吸嘴，不要低头和后仰，保持上半身直立，用力深长的吸气，吸气后将吸嘴移开，屏气至少 5 秒后正常呼吸。

用干净的纸巾擦拭吸嘴，旋紧瓶盖，漱口。

剂量指示窗显示剩余的剂量,当红色记号 0 到达指示窗中间时,该吸入剂可丢弃。

(冯素萍　魏敏　常晓旭)

(六)雾化吸入护理常识

1. 什么是雾化吸入治疗?

雾化吸入同口服给药和注射给药一样,是一种给药方式,指药物或药水经吸入装置,分散成雾粒或微粒,通过自然的呼吸,经口鼻吸入人的呼吸道和(或)肺部,从而达到预防和控制呼吸道感染、改善通气功能、解除支气管痉挛、稀释痰液和促进排痰的作用。目前常用的有口含嘴和面罩两种吸入装置,小儿通常选择使用面罩。

目前雾化吸入器主要有以下两种。

(1)超声雾化器:利用超声波的定向压强,使药液雾化成小分子的气雾。

(2)喷射雾化器:利用压缩气体通过细小管口形成高速气流,产生的负压带动药液喷射到阻挡物上,高速撞击下向四周飞溅使药滴变成雾状微粒喷出。一种是使用氧气作为气源的氧气雾化吸入,另一种临床应用广泛的是通过压缩空气泵产生气源的压缩雾化器,其压力和流量较为恒定,治疗效果更好。

对于慢性阻塞性肺疾病的患者,氧气雾化吸入会加重 CO_2 的潴留,不宜使用;支气管哮喘患者应用氧气雾化吸入则可能有益。

2. 为什么要进行雾化吸入?

雾化吸入的目的主要是湿化气管、控制呼吸道感染、解除支气管痉挛和祛痰镇咳等。具有以下优点。

(1)直达病灶:能够使药物直接到达气管或者肺部,疗效好。

(2)用药量少:雾化治疗比全身用药所需剂量较小。

（3）起效迅速：药物起效时间较口服药物快。

（4）副作用低：与全身药物治疗相比，副作用很小。

（5）痛苦小：与注射用药和口服给药相比，痛苦小，容易配合，因此小儿呼吸道疾病常选择雾化吸入治疗。

3. 哪些人适合进行雾化吸入治疗?

雾化吸入通常适合于呼吸道疾病的患者，比如痰液黏稠不易排出者，临床上气管切开患者常规使用雾化吸入以保障呼吸道湿化和稀释痰液；支气管哮喘、慢性阻塞性肺疾病患者用于解除支气管痉挛；咽喉炎、肺炎、肺结核、支气管扩张和肺脓肿等控制炎症；还可减轻支气管黏膜水肿，稀释痰液，帮助祛痰。

但是以下情况不能进行雾化吸入治疗：①急性肺水肿患者。②支气管哮喘患者不宜使用超声雾化，由于较多雾粒进入肺泡，过饱和的雾液可引起支气管痉挛，而使哮喘症状加重。③对雾化药物过敏者。

4. 雾化吸入常用的药物有哪些?

常用药物的种类如下。

（1）吸入性糖皮质激素类：可达到局部抗炎、减轻水肿的作用，布地奈德是目前被认为起效快、效能高、安全（妊娠期和 4 岁以下儿童可用）值得推荐的药物。注射用地塞米松针剂已经不推荐雾化吸入使用。

（2）支气管扩张剂：常用沙丁胺醇、特布他林和异丙托溴铵，复方异丙托溴铵含有异丙托溴铵和沙丁胺醇。

（3）黏液溶解剂：N-乙酰半胱氨酸（富路施）是目前临床常用的化痰药物。传统使用的药物如 α-糜蛋白酶已经不推荐使用，尤其禁用于超声雾化器治疗。氨溴索针剂并非雾化剂型，还可诱发哮喘，已经不建议临床使用；虽然现在已经有雾化吸入剂型，但因超声雾化吸入可加热使蛋白酶变性，不推荐使用超声雾化器治疗，可选择压缩雾化吸入。

（4）抗生素：我国目前尚无专供雾化吸入的抗菌药物制剂，不推荐以静脉制剂代替雾化制剂使用，传统使用的庆大霉素、卡那霉素等已不建议使用。两性霉素 B 的安全性待考证。

（5）其他：如茶碱类药物,中成药物都不推荐使用雾化吸入治疗。

5. 进行雾化吸入的注意事项有哪些?（视频:小儿雾化吸入护理）

小儿雾化
吸入护理

雾化吸入简单方便,但是使用不当,达不到最佳效果还会对人体造成不适,以下几个方面要注意。

（1）雾化吸入半小时前尽量不要进食,以免雾化吸入过程中刺激气管,引起呕吐。

（2）避免让雾化液进入眼睛,否则会引起眼部不适。

（3）雾化前不要抹油性面霜,因为会增加激素通过皮肤吸收,引起激素在身体内蓄积,而产生副作用。

（4）雾化过程中,应密切观察面色、呼吸情况、神志等,如有面色苍白、异常烦躁及缺氧症状应立即停止,儿童应选择在医院进行雾化治疗。

（5）雾化吸入的药物和剂量应根据医嘱使用。两种药物同时使用,先使用支气管扩张剂,间隔 5~10 分钟后再用激素类。复方异丙托溴铵和其他药物存在配伍禁忌,不宜混用。

（6）每次雾化吸入后,擦干净面部,并用生理盐水或温开水深度漱口 ≥5 次,包括喉咙也要漱干净,以免残留药物引起喉部的不适和声音嘶哑。

（7）简易喷雾器应单人单用,避免交叉感染;每次雾化结束后,应及时清洁消毒简易喷雾器,可用温开水冲洗,晾干后再使用。

（冯素萍　周诗扬　张爱红）

（七）学会体位引流

1. 什么是体位引流?

体位引流就是利用重力的作用,通过体位的摆放,使肺内的痰液和脓液随重力作用沿支气管、气管排出,再咯出体外的过程。原则上抬高痰液和脓液潴留的部位,使引流气管开口向下(图1-3)。

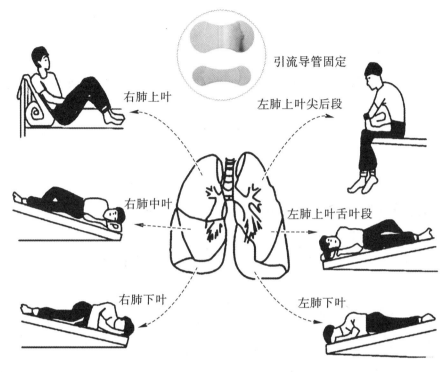

图1-3　体位引流

2. 哪些患者需要进行体位引流?

适用于支气管扩张、肺脓肿患者的痰液或脓液引流,还有支气管碘油造影术前后。

3. 体位引流身体如何摆放?(视频:体位引流)

体位引流要在医护人员的指导下,根据患者的年龄、病情、意识状态、耐受的能力和意愿进行选择。医护人员会在引流前听诊,明确肺部湿啰音集中部位或者根据 X 射线胸片显示炎症部位,明确体位的选择。引流前测量血压和脉搏。

体位引流

左右上叶尖段,坐位。

左右上叶后段,坐位,胸腹部垫高,向健侧倾斜45°~60°。

左右上叶前段,俯卧,胸腹部垫高,向健侧倾斜30°～45°。

右中叶,仰卧,胸腹部向左侧倾斜45°,用体位垫支撑。

左右下叶前基底段,仰卧,膝盖下垫高,床尾抬高45～50厘米。

左右下叶侧基底段,侧卧,腰部垫体位垫,床尾抬高45～50厘米。

左右下叶后基底段,俯卧,腹部垫体位垫,床尾抬高30～40厘米。

左右下叶尖段,俯卧,腹部垫体位垫。

可以一边引流,一边给予叩背,沿支气管、气管走向从下向上,从外向内。

引流时间每次5～15分钟开始,逐渐延长至15～30分钟,每天2～3次。如果有两个部位,首先引流上叶,然后引流下叶。

引流宜在饭前1小时或饭后2小时进行。

引流过程中如果出现体力不支、呼吸困难、发绀、咯血,应立即停止引流。

有高血压、心脏病、近期大咯血和颅内压高者,体温、脉搏、呼吸、血压不稳定者,禁忌体位引流。

（周诗扬　崔春艳）

(八)气管异物的预防与自救

1. 什么是气管异物?

气管异物通常指喉、气管或支气管内进入外来物,气管是呼吸的通道,假如异物较大堵住气管,可在几分钟内因窒息而死亡。这些气管的"天外来客"各种各样,千奇百怪,通常是经口鼻进入呼吸道的,如果处理不及时,会造成意外死亡和伤害。

2. 发生气管异物有什么表现?（视频:气管异物的表现）

气管异物是生活中常见急症之一,常见于儿童,其次是老人。

气管异物的
表现

中央电视台曾经报道过这样一个病例,患者男、65 岁,反复发生肺部感染,15 年间被诊断为支气管扩张、肺结核,甚至肿瘤,但治疗效果都不好,最后在河南省胸科医院,医生通过气管镜,从支气管内取出一个东西,打开发黑的包裹才发现里面竟然是一颗牙齿。患者这才想起 15 年前有一次夜里咳嗽,第二天醒来找不到那颗牙了……这颗牙齿使他经历了漫长痛苦的求治过程。

气管异物的表现和异物的大小、进入气管后的时间长短、是否及时采取有效的措施有关,根据发生的时间和特点分为以下 4 期。

(1)异物进入期:多是突然发生,比如进餐时突然呛咳,剧烈的阵发性咳嗽及梗气,有时伴随出现气喘、声嘶、口唇发绀和呼吸困难。若异物大堵塞气管,不及时救治,短时间内可造成窒息死亡。

(2)安静期:若异物较小,刺激性不大,或者异物经气管进入支气管内,可能在一段时间内,仅仅表现为轻微的咳嗽和憋气,甚至没有这些表现,这样就出现一段或长或短的无症状期,这个时候容易被疏忽、误诊。

(3)刺激或炎症期:若异物没被发现取出,继续在气管内存留,初起为刺激性咳嗽,继而因气管内分泌物增多,气管黏膜肿胀,而出现持续性咳嗽、肺不张或肺气肿的症状,此期可因炎症出现体温升高。

(4)并发症期:异物若嵌顿在一侧支气管内,时间久了,被肉芽或纤维组织包裹,造成支气管阻塞,引起继发感染。随着炎症发展,可出现肺炎、肺脓肿或脓胸等。患者有高热、咳嗽、脓痰、胸痛、咯血、呼吸困难等相应症状。

气管异物作为儿科急症之一,每年都会有因来不及救治而被夺取生命的儿童,因此更重要的是预防,一旦发生气管异物应在第一时间采取急救措施。并尽快前往附近医院急救。

儿童救治法包括以下几点。①拍背法:让小儿趴在救护者膝盖上,头朝下,托其胸,拍其背部 4 下,使小儿咯出异物。也可将患儿倒提离地拍背。②催吐法:用手指伸进口腔,刺激舌根催吐,适用于较靠近喉部的气管异物。③迫挤胃部法:救护者抱住患儿腰部,用双手示指、中指、无名指顶压其上腹部,用力向后上方挤压,压后放松,重复而有节奏地进行,以形成冲击气流,把异物冲出。

3. 哪些人易发生气管异物?

气管异物是常见急症之一,1~3岁的学龄前儿童喜欢把小物件放入口中,在哭闹和玩耍时误入气管内,是气管异物的高发人群;老年人由于牙齿功能不行、呛咳发射不灵敏,在进食较急或者注意力不集中时也容易发生气管异物。所以老话儿讲"吃不言、睡不语",有一部分很重要的原因就是防止呛咳和发生气管异物,特别是儿童和老年人。

4. 怎样避免发生气管异物?

气管异物的高发人群主要是儿童和老人,针对儿童和老人不同的特点,做到以下预防措施,尽量避免气管异物的发生。

(1)4岁及以下的婴幼儿,食用花生、黄豆、瓜子和核桃仁等,最好先碾碎后再食用。

(2)孩子进餐时不要责骂、逗乐,以免孩子大哭或者大笑发生误吸。

(3)孩子进餐时要保持静坐,嘴里有东西时不要讲话、不要跑跳打闹等,更不可在背后惊吓孩子。

(4)婴儿的食物要严格把关,避免有硬物,如水果去核、鱼去刺等。

(5)不要让孩子玩纽扣、玻璃弹珠、石子和硬币等小物件,更不能放入口中。

(6)婴幼儿服药选择水剂和粉剂,片剂要研碎,不可在孩子拒服药时捏鼻子硬灌。

(7)老人的食物一定要煮的烂软易嚼,进餐时细嚼慢咽,避免一边吃一边说笑,更不要在进餐时惊扰。

5. 发生气管异物后如何急救?（视频:海姆立克急救法）

发生气管异物后如果不及时施救,堵塞大气管者在几分钟内即造成窒息死亡,有时根本来不及送到医院救治;由于人脑对缺氧非常敏感,黄金的抢救时间只有短短几分钟,超过4分钟即造成大脑不可逆转的损害,有些即便保住了生命,但对大脑的损害却很难恢复,从而引起脑瘫甚至植物人。所

海姆立克
急救法

以气管异物发生后,争分夺秒有效的急救很关键。

海姆立克法也称为海氏手法,是美国医生海姆立克先生发明的气管异物堵塞的急救手法,也适用于溺水。假设人的肺是一个气球,气管就是气嘴,当气嘴被堵塞,捏挤气球可以将阻塞异物冲出。急救者环抱患者,突然向上腹部施加压力,迫使其上腹部下陷,使膈肌上抬,胸腔内压力骤然增加。由于胸腔是密闭的,只有气管一个开口,气体就会涌向气管,每次冲击产生450~500毫升的气体,就有可能将异物排出,恢复气道的通畅。

(冯素萍 张 娟 方慧玲)

(九)雾霾与戒烟那些事

1. 什么是雾霾?

雾霾常被当作一种灾害性天气现象,是指大气中各种悬浮颗粒物含量超标,颗粒物的英文缩写是 PM,尤其是 PM 2.5(直径≤2.5 微米的污染物颗粒)被认为是造成雾霾天气的元凶。大气细颗粒物主要来自直接排放的污染源和污染气体二次生成。比如,汽车尾气、建筑扬尘、工业排放、垃圾焚烧甚至火山爆发等,通常是多种污染源混合作用形成的。

2. 雾霾对人体的危害有哪些?（视频:雾霾的危害）

空气里的有害物质,主要包括有害气体和颗粒物两大类,有害气体有一氧化碳、二氧化硫、二氧化氮等;颗粒物主要来自直接排放的污染源和污染气体二次生成。

雾霾的危害

雾霾指大气中各种悬浮颗粒物的含量超标,这些污染物颗粒大小不一,成分不同。直径大于 10 微米的颗粒物可被我们的鼻毛和黏膜阻挡在外,直径小于 10 微米的颗粒物可以进入上呼吸道,诱发鼻炎、咽炎。PM 2.5是直径≤2.5 微米的颗粒,在空气中含量越高,就代表空气污染越严重。PM 2.5 可以进入支气管,更小的可以到达肺泡引发哮喘、支气管炎等;甚至可以直接穿透肺泡进入人体的血液循环引发心血管方面的疾病。

PM 2.5 对人体的危害主要有以下几个方面。

（1）对于呼吸系统的影响，PM 2.5 在肺泡区沉着，融入血液，作用于全身；不溶解的部分沉积在肺部，诱发或加重肺部炎症。工厂生产粉尘和汽车尾气颗粒物的致癌性非常高，持续反复地刺激肺部，是导致肺癌的发病率持续上升的重要原因。

（2）PM 2.5 刺激肺内迷走神经，造成自主神经紊乱，从而波及心脏，并可直接到达心脏，诱发心肌梗死。

（3）PM 2.5 上附着很多重金属及多环芳香烃等有害物，这些有毒物可以透过胎盘，直接影响胎儿，特别是妊娠早期，易导致胎儿发育迟缓和低体重儿。

（4）PM 2.5 还可诱发血栓的形成，是心血管意外的另一个潜在隐患；还可以造成凝血异常，血液黏度增高，导致心血管疾病的发生。

人类在进化过程中首次遇到雾霾，肺部不曾有此净化功能。因此污染物一旦进入肺部将直接沉淀并永久滞留持续污染肺部！

目前没有任何药物或者手术可以治疗，所以伤害不可逆，且永久持续！为了我们的生存与健康，治理雾霾刻不容缓！同时在雾霾天一定要做好自身防护，特别是老人和孩子！

3. 雾霾之下怎样保护呼吸道？

雾霾对人体的危害如此广泛，特别是呼吸道与外界相通，不停地吸入空气，因此呼吸系统疾病明显增加，那么我们在雾霾季做好自我防护，保护我们重要的生命器官——呼吸道和肺，是我们维护健康的首要职责。

（1）雾霾天气尽量避免外出，尤其是老人、孩子，有心脑血管疾病、呼吸系统疾病的人群，要减少户外活动的时间，锻炼身体选择在健身房等室内进行。

（2）如果外出，一定要佩戴将口鼻完全覆盖的、防尘级别高的口罩。外出回家后及时洗脸、洗手、漱口和清洁鼻腔，清洁鼻腔可用棉签蘸水清洗。一方面将附着在外露皮肤黏膜上的雾霾颗粒清洗干净，另一方面令自己整洁舒适,增加愉悦感。

(3)应避开早晚污染比较严重的时间段开窗通风,如果天气好,选择上午 10 点到下午 2 点的时间段进行,时间一般为 30 分钟。室内、车内可配置空气净化器,有助于改善空气质量。

(4)选择清淡易消化、富含维生素的食物,多饮水,多吃蔬菜和水果,如梨、枇杷、橘子和橙子等清肺化痰的食物,达到润肺祛痰、健脾补肾的作用。老人和孩子必要时可补充一些维生素 D。

4.哪些口罩能有效预防雾霾的吸入?

棉布口罩仅能过滤较大的颗粒;活性炭的口罩可以吸附毒性粉尘,但是无法吸附细菌及病毒。一定要选择高级别防尘口罩,如 N90、N95 或 KN90、KN95 级别的口罩才能有效过滤这些颗粒。N95 是美国认证标准,KN95 是中国认证标准,过滤效率级别是一样。N95 口罩可阻挡 95% 以上的次微米颗粒,但是呼吸阻力较大,不适应长时间佩戴,不适用于慢性阻塞性呼吸道疾病的患者,尤其是存在呼吸困难的人,以免加重呼吸困难。

5.吸烟对健康的危害有哪些?（视频:吸烟的危害）

吸烟到底会对身体造成哪些危害呢? 下面我们一一来了解一下。

吸烟的危害

(1)吸烟导致血栓,引发各种心脏病:香烟中的一氧化碳会降低血液运送氧气的能力。尼古丁能使心跳加快,血压升高,心脏的承受能力减弱,心肌缺氧引起冠状动脉梗死,心脏局部缺血(或心绞痛)促使动脉粥样化累积,许多心脏疾病开始发生。

(2)吸烟对脑部的损害:吸烟会引致多种脑部疾病。吸烟会降低循环脑部的氧气及血液,引致脑部血管出血及闭塞,而导致麻痹、智力衰退及脑卒中。吸烟者脑卒中发病率较非吸烟人士高 2 倍。

(3)吸烟对口腔的损害:吸烟可导致口腔癌和喉癌。香烟中的焦油及烟雾的热量会使唾液腺发炎,味蕾受损,口味和嗅觉能力大大减弱,从而易导致口腔癌。

(4)吸烟对肺部的损害:吸烟能引致支气管上皮细胞的纤毛变短和不规

则,纤毛运动发生障碍,降低局部抵抗力,容易受到感染。吸烟容易引致肺癌,据统计吸烟者因患肺癌的死亡约为不吸烟者的 10 倍以上,我国男性肺癌的发生 70%~80% 由吸烟引起,女性肺癌约 30% 因为吸烟和被动吸烟。

(5)吸烟对胃部的损害:患有肠胃性疾病者,吸烟足以使肠胃病更恶化。患有胃溃疡或十二指肠溃疡者,溃疡处的愈合会减慢,甚至演变为慢性病。

(6)吸烟对全身骨骼的损害:尼古丁使血管收缩,降低新生骨骼的循环血量,会引发关节炎及背痛,这是由于吸烟会导致流向关节盘的血液减少,关节盘因而提早退化,引发关节炎。

(7)吸烟对肝的损害:吸烟会加重肝脏负担。经常吸烟会影响肝的脂质代谢作用,令血中脂肪增加,使得良性胆固醇减少,恶性胆固醇增加。引起肝的解毒功能负担增加。

(8)吸烟对肠道的损害:吸烟会导致结肠癌。患此癌的机会则与吸食烟草的分量成正比。

(9)吸烟对生殖系统的损害:吸烟对脊髓的神经中枢起抑制作用,引起吸烟男性欲望变弱。吸烟能使血管收缩、痉挛,引起末梢血液循环障碍,这是导致阳痿的最主要原因。

(10)二手烟的危害:当吸烟危害吸烟者本身健康的同时,二手烟也影响非吸烟者。除了刺激眼、鼻和咽喉外,它也会明显地增加非吸烟者患上肺癌和心脏疾病的机会。如果儿童与一些吸烟人士同住的话,他们的呼吸系统会较容易受到感染,其他影响还包括增加咳嗽、气喘、痰多,损坏肺部功能和影响肺部发育。

吸烟几乎对人体的各个系统都产生影响,长期吸烟简直等同于慢性自杀啊!世界卫生组织(WHO)将每年的 5 月 31 日定为"世界无烟日",了解以上知识以后,您还会吸烟吗?

6. 二手烟是什么?

二手烟,又称被动吸烟,指本人虽不吸烟,但是处于他人吸烟的环境中,即被动吸烟。二手烟又分为主流烟和分流烟两个组成部分。前者是指从吸烟者肺部呼出的烟气,后者是指烟草燃烧时产生的烟雾。这两者都属于二手烟的范畴。妇女和儿童往往容易成为二手烟的主要受害人群。

7. 抽烟对胎儿有什么危害?

我们都知道孕妇不可以吸烟,那么妈妈如果吸烟到底会对胎儿造成哪些危害呢?

(1)孕妇大量吸烟可导致胎儿畸形,表现为先天性心脏病、无脑、腭裂等。

(2)孕妇的妊娠中毒症的发生率增高,进而影响胎儿的发育和生命安全。

(3)自然流产率增高:吸烟孕妇比不吸烟的孕妇增加80%的自然流产,发生流产的主要原因在于吸烟破坏胎盘功能,而造成早期自然流产。

(4)吸烟可致胎儿宫内生长迟缓,新生儿出生体重低于正常同龄胎儿,还可使胎儿宫内窘迫及新生儿窒息发生率增加。

(5)婴儿死亡率增加:美国专家指出每年有600个婴儿死亡的主因在于孕妇吸烟。吸烟的孕妇发生婴儿围产期(母亲怀孕满7个月到新生儿出生后1周)死亡的概率是不吸烟者的4倍。

在准备怀孕的阶段,无论男女均应该戒烟,至少3个月以上。整个怀孕期间孕妇注意不要吸烟或吸二手烟。为了下一代的健康,家庭成员和社会组织也要注意保护母婴的安全,给孕妇一个相对整洁的空间。

8. 正确的戒烟方法是什么?

戒烟最主要的是毅力,戒烟后坚持不复吸才是成功的关键,戒烟的方法因人而异,以下方法可以参考选择使用。

(1)餐后喝水、吃水果或散步,摆脱饭后一支烟的想法。

(2)烟瘾来时,做深呼吸或咀嚼无糖口香糖,避免吃零食,否则血糖会升高,导致身体过胖。

(3)丢掉所有的香烟、打火机、火柴和烟灰缸,避免参与习惯吸烟的场所或活动。拒绝引诱,经常提醒自己,再吸一支烟就会前功尽弃。

9.怎样避免吸二手烟?

很多时候我们自己不吸烟,但是在生活中却不断受到二手烟的困扰,被动地吸入烟雾,造成身体的不适和对健康潜在的危害。面对这种情况,特别是妇女、儿童,我们该如何设置防线,避免吸入二手烟呢? 可以借鉴以下方法。

(1)明确告诉他人和朋友,甚至家人,自己不能吸二手烟,会引起身体的不适如恶心、呛咳等。在公共场合要注意选择避开吸烟区和吸烟人群。

(2)每天早晨第一件事就是先开窗户,擦桌子、擦地板可以清除每日尘埃中的烟叶残留物,用水浇灭烟头或者扔到装水的纸杯里,不要直接在烟缸里熄灭,那样粉尘又被吸进鼻腔。

(3)多吃能够降低胆固醇的食物,如鱼类、豆制品、水果和蔬菜等,多吃新鲜的蔬菜、水果尤其是富含胡萝卜素及维生素 C 的蔬果,如木瓜、西红柿、胡萝卜、南瓜等,因为维生素 C 具有抗氧化的功能。

(4)在饮酒、吃饭的同时尤其不要吸入二手烟,否则会增加人体对尼古丁及其他一些有害成分的吸收。注意多喝水,勤排尿,适当多运动,多排汗,可以加速排除体内的尼古丁。

(冯素萍　吕娅敏　周诗扬)

二、呼吸系统相关检查及护理篇

(一)了解肺功能检查

1. 为什么要做肺功能检查?

肺功能检查是呼吸系统疾病常用的三大诊断之一,主要检测呼吸道的通畅程度和肺容量的大小,可用于肺和呼吸道病变的早期诊断、呼吸困难的病因鉴别、病情严重程度的判断、治疗效果的评估、胸腹部外科手术的危险度评估、劳动和职业性肺病的评估和危重症患者的监护等。

肺功能检查的方法

2. 哪些人需要做肺功能检查?

是否做肺功能检查需要医生来判断,通常以下情况需要做肺功能检查。

(1)慢性阻塞性肺疾病、慢性支气管炎、肺气肿等呼吸道疾病患者定期复查病程发展。

(2)季节性咳喘发作者是否患有哮喘。

(3)有慢性咳嗽、呼吸困难、气促、喘息、胸闷等表现的患者明确原因。

(4)反复上呼吸道感染者观察肺功能是否有损伤。

(5)吸烟并长期咳嗽或长期大量吸烟者看小气道功能是否改变。

(6)胸片异常者判断肺功能损害程度。

(7)麻醉、外科手术前评估手术风险,以及术后恢复的预测。

(8)呼吸系统疾病临床治疗后的疗效评估和疾病进展评估。

(9)健康体检。

3. 哪些患者不可以做肺功能检查?

肺功能检查虽然对身体没有损伤,也较少痛苦和不适,但是以下情况的患者不宜进行此项检查。

(1)近期有大咯血、气胸、巨大肺大疱、心功能不稳定者。

(2)对支气管扩张剂或支气管激发剂过敏者。

(3)喉头或声带水肿,中度或以上通气功能异常者不宜进行支气管激发试验。

4.肺功能检查有哪些内容?

肺功能检查主要包括肺容积测定、肺通气功能检查、小气道功能检查和通气分布 4 个方面,这 4 个方面各有一些指标,通过这些指标的变化,可以协助医生对病情做出判断。

其中肺通气功能是指单位时间随呼吸运动进出肺的气体容积,与呼吸幅度、用力大小有关,能较好地反映肺通气能力,是一系列肺功能检查中最基本的初检例项。

5.如何正确配合进行肺功能检查(视频:肺功能的检查)

肺功能的
检查

肺功能检查是一项物理检查方法,对身体没有任何损伤,无痛苦和不适。通常做肺功能检查无须特殊准备,检查前安静休息,避免剧烈活动。如果检查的项目是支气管激发或者舒张试验,有些药物或者食物可能会影响检测结果的准确性,在检查之前最好停用,停用时间一般建议 3 天,或者根据医生的医嘱,如果有疑问应该及时跟医生沟通。

检查时夹住鼻子,保持用嘴呼吸;含紧口嘴,保证测试过程中不漏气;配合医生的口令,即呼气动作和吸气动作;尽最大可能吸气,然后以最大力量、最快速度呼出。注意医生指导时的口令和语气,及时做呼气和吸气动作。有时医生的语气是缓和的,这时可能需要你做一些平静的呼吸动作。有时医生的口令是急促的,这时就需要你的呼吸也急促一些。当医生的口令发出"用力吸气",这时你就需要尽最大可能、最快速度吸气。相反当医生的口令发出"用力吹气"时,你就需要以最大力量、最快速度呼出。

吹法也有些特殊的要求,比如吸气要完全(吸到不能再吸),吹气起始要有爆发力毫不犹豫,直到这一口气完全吹干净,时间尽量要 6 秒以上。而且要反复做几次,看看几次的数值是不是一致。

6. 什么是支气管激发试验?

支气管激发试验是通过某些刺激,激发气管的收缩反应,再行肺功能检查,判断支气管缩窄的程度,测定气管反应性是否增高,是诊断哮喘的重要检查方法之一。最常用的激发试验是吸入药物试验,其他还有运动试验等。

7. 什么是支气管舒张试验?

支气管舒张试验是了解患者吸入支气管扩张剂前后肺功能变化的检查,临床上主要用于诊断支气管哮喘、急性或慢性支气管炎及慢性阻塞性肺疾病(COPD)等。

为避免药物对试验结果的影响,支气管激发或舒张试验前应停用以下药物:吸入性短效 β_2 受体兴奋剂或抗胆碱能药 4～6 小时;口服短效 β_2 受体兴奋剂或茶碱 8 小时、长效或缓释型 12～24 小时以上。

8. 什么是运动激发试验?

一种常用于儿童的气管反应性检查,通过运动平板、踏车或跑楼梯运动等方式诱发支气管哮喘发作,常用于检查疑似运动性支气管哮喘的患者。

9. 什么是运动心肺功能检查?

运动心肺功能是衡量人体呼吸和循环功能水平的肺功能检查之一,是在逐渐增加的运动负荷中,对反映人体的心肺功能的指标进行测量和综合评价。可以采取多种方法,比如台阶测试、功率自行车测试、平板运动测试、6 分钟步行试验等。

10. 什么是 6 分钟步行试验?（视频:6 分钟步行试验）

6 分钟步行试验是一种简单的运动功能检查,是测定在 6 分钟内受试者可步行的距离。该检查的优点在于需用的设备少,不受场地和仪器的限制,并且适用于不能进行平板或者功率自行车运动检查者或者严重虚弱

6 分钟步
行试验

者,而且结果与最大运动检查的耗氧量相关,与功能状况相关。可用来评价心肺功能中度至严重受损患者的运动耐量。

6 分钟步行试验的适应证包括肺移植、肺切除、肺减容术、肺的康复、COPD、肺循环高压、心力衰竭、肺囊性纤维化、周围血管疾病、纤维肌痛、心力衰竭、特发性肺动脉高压者,以及老年患者等。

绝对禁忌证:近 1 个月内出现的不稳定型心绞痛或心肌梗死。

相对禁忌证:静息心率>120 次/分,收缩压>180 毫米汞柱和舒张压>100 毫米汞柱。

11. 进行 6 分钟步行试验需要哪些准备?

试验前医生要了解患者近 6 个月的静息心电图;同时会准备计时器和圈数计数器、氧气(如需要)、血压计、除颤器、急救药品、记录表、便于推动的椅子等;长期吸氧者应按照原先方案给予吸氧。

患者需要做的准备:①穿舒适的衣服和合适的鞋子。②晨间和午后进行试验的患者试验前可少量进餐。③试验前 2 小时内患者不要做剧烈运动,试验前不应进行热身活动。④患者原有的治疗用药可以服用。⑤日常的行走工具(如拐杖等)。⑥当出现胸痛、难以忍受的呼吸困难、下肢痉挛、行走无力、出汗、面色苍白等情况时应停止试验。

(丁　密　张　娟　凡翠华)

(二)了解胸透、胸片、胸部 CT

在我们日常生活中,呼吸系统疾病是常见病,在就医的过程中,医生往往会开一些检查来明确诊断,常见的有胸透、胸片、胸部 CT。这 3 种都属于影像学检查,那么它们都有哪些特点呢?

1. 什么是胸透? 哪些疾病适合进行胸透检查?

胸透就像拍电影一样,是一个动态观察的过程,做胸透时,可通过转动身体进行多角度观察,观察患者病灶多角度状况及内脏器官的运动情况。可对一些肺部疾病进行初步检查,如肺炎、支气管扩张、肺气肿、肺水肿等。但是胸透分辨率低,对比度差,辐射量较大,医师不能仔细观察,对细微病变和厚实部位的病灶容易漏诊,且不能留下记录,目前已逐渐被淘汰。

2. 什么是胸片? 与胸透比较有什么优势?

胸透和胸片这两个项目的检查部位及所用仪器都是一样的,都是看心肺和胸廓。胸片相比较胸透影像清晰,对比度较好,适用于肺部疾病初步检查,如肺炎、肺结核、肺部肿瘤、肺脓肿、支气管扩张、慢性支气管炎等,且能留有记录,供复查时对比、会诊讨论之用。但胸片也有它的一些缺点,它是一张记录静止的图片,就是不能观察活动器官的运动情况。

3. CT 和增强 CT 是什么?

CT 全称为 X 射线计算机断层成像,肺部 CT 检查是从肺尖开始扫描,然后一层一层地断面到最后把整个肺部分成若干个层面完成扫描。简单来说胸透和胸片是平面二维的,而 CT 扫描的好处在于可以三维角度清晰观察扫描过的组织和器官,克服了 X 射线平片由于影像重叠及相邻器官、组织密度差异不大而不能形成对比图像,软组织构成器官不能显影或显影不佳等缺点。

CT 主要是通过病变与周围正常组织的密度差来分辨,观察有没有发生病变,以及病变有没有侵犯周围的组织结构。

增强 CT 就是通过静脉,注入了水溶性的碘造影剂,使得病变的组织和周围正常组织的密度差别就增加了,这样就更能够显示病变,通过密度的差别来判断这个病变的性质,比如说是良性还是恶性,它与周围组织结构的关系显示得更清楚,对血管的结构,也是看得非常清楚,比如说有些血管性的病变,在平扫的时候就没法判断,但是在增强扫描时它就一目了然了,很容易就能被发现。因此,增强扫描显著地改善了 CT 检查的分辨率和诊断的准确性。

4. 胸片、胸部 CT 怎样选?

胸片和胸部 CT 的分辨率有一定的差距,如低于 1 厘米的病灶,在胸片上就很难与周围的组织及血管进行区别,而在胸部 CT 上 2 毫米以上的结节都能够十分清楚地显现出来,这对诊断早期、细微的肺部病变部位及性质判断有非常高的价值。但是 CT 也有一定的缺点,如价格高、射线多等。

那胸片和肺部 CT 之间我们该如何选择呢? 我们最希望接受的是一种既能准确清晰诊断出疾病,放射量又少,对患者影响小的检查方法,但事实上很难有两全其美的检查。CT 放射量大于胸片,CT 诊断质量远高于胸片、胸透。在临床上不能说哪一种检查就是绝对首选,往往医生要综合多种因素进行选择。

(魏　敏　王　莉　方慧玲)

(三)气管镜检查知识

1. 什么是支气管镜检查? 检查目的是什么?

支气管镜检查是将细长的支气管镜经鼻、口腔插入患者的下呼吸道,直接观察气管、支气管黏膜及管腔的变化,这个支气管镜就像一个自带探照灯光的小侦探,医生将这个小侦探沿路送进气管、支气管,灯光下仔细观察内部的情况,发现其中有没有溃疡、炎症、出血灶、肉芽肿、异物及支气管狭窄、阻塞、憩室等。

在医生的操作下,这个侦探不光能查看气管、支气管内的情况,还具有多种功能:其一它带有工具,可以钳取一些病变组织带出去送化验,以查明病因;其二可将堵塞气管的异物从气管取出;其三可以抽吸气管、支气管内的痰液和脓液等液体,将呼吸道清理干净;其四可以直接将药物送到病变部位,起到治疗效果。是诊断、治疗肺部疾病的一种极其有效的手段。

目的:①检查气管和支气管的病变部位和范围。②直接获取病变组织及涂片,进行化验或病理检查。③清除阻塞气管的分泌物或气管内异物。④气管、支气管及肺部疾病的治疗。

2. 哪些情况不能做支气管镜检查?

由于支气管镜检查会引起患者不同程度的不适感,尤其是第一次做的,患者常感觉比较痛苦。还有一些是由于身体的原因,无法顺利配合完成支气管镜检查或者存在一定的风险,这种情况下不可勉强检查,选择改期或者其他检查方式。以下几种情况是不能做支气管镜检查的:①一般情况极差,体质十分虚弱者,如严重贫血及肝肾功能不全不能承受检查者。②肺功能严重损害,呼吸明显困难、严重缺氧的患者。哮喘患者要等到哮喘完全缓解。③严重高血压、心脏病者,心功能不全或频发心绞痛、明显心律失常者。高血压患者需要要控制血压接近正常后再做。④有明显出血倾向者、出血体质、肺动脉高压、上腔静脉阻塞或尿毒症是活检的禁忌证。⑤主动脉瘤,有破裂危险者。⑥精神异常不能配合者。⑦大咯血应延期检查,咯血停止1周后再检查,若必须检查则要采取防窒息的措施。

3. 支气管镜检查前和检查中应注意什么? (视频:支气管镜检查)

支气管镜检查前要签署同意书,并且要有心电图、X射线胸片或者CT检查结果,因属于侵入性操作,还要常规检查有无甲、乙、丙型肝炎,以及梅毒和艾滋病等传染病;有出血倾向要做凝血功能的检查;怀疑有肺功能不全者要检查肺功能。

支气管镜检查

检查前要禁食水4~6小时,有假牙要取下,并且需要陪同人员。

检查时仰卧,肩部垫高,头部稍后仰,医生会在检查时给予患者吸氧和心电监测。气管镜到达咽喉部位时根据医生的指令做深呼吸,这时医生会给麻醉药物,检查过程中有心慌、胸闷等不适要及时告知医生。

4. 支气管镜检查后要注意什么?

支气管镜检查完后并不是说没事了,患者通常会有轻微的不适,有些还会存在继发气胸、出血甚至感染等情况,因此要注意观察,做好以下护理。

（1）术后 2 小时后方可饮水，先喝少量水，若无呛咳，再进温凉流质食物或软食。

（2）术后半小时内减少说话，使声带得以充分休息，如有声嘶或咽喉部疼痛，可给雾化吸入。

（3）密切观察患者有无胸痛、呼吸道出血，术后少量出血是正常情况，若为痰中带血丝，一般不需要特殊处理，鼓励患者轻咳出痰液及血液；如出血较多，应及时通知医护人员。少数患者可并发气胸，特别是通过支气管镜钳检取组织的患者，注意有无胸闷、气急等情况，若出现以上情况要及时告知医护人员。

（4）一小部分患者行支气管镜检查后会有发热，与组织受伤和机体的应激有关，如果超过 3 天还发热，要注意是否感染，可以查血常规，看是否血象升高，如果必要继续查痰细菌培养和胸部 CT，医生会根据检查结果使用抗生素。

（方慧玲　张　娟　周诗扬）

（四）肺活检及胸膜活检

1. 什么是肺活检？肺活检的方法有哪些？

肺活检及
胸膜活检

肺活检也就是肺组织活检，就是取患者的一点病变肺组织进行病理检查，用于确定是什么病。可以通过穿刺抽取肺组织，也可以在气管镜下钳取少量肺组织进行检查，还可以在胸腔镜下取肺组织。早年间有一个轰动全国的病例"开胸验肺"事件，也就是行开胸手术取肺组织进行检验，确诊是不是肺尘埃沉着病。这种方法由于创伤大，患者痛苦程度大，一般不选择，目前常用的是穿刺或者支气管镜下取肺组织检查。

2. 什么是经皮穿刺肺组织活检术？

在 CT 或者超声定位下，医生用特殊的穿刺针经患者皮肤穿刺进入肺,抽取肺组织进行检查,常用于肺周边部位病变或弥漫性肺病变的诊断和鉴别诊断。医生穿刺时通常要备好麻药和穿刺针等物品,带患者到影像科,在 CT 或者超声引导下进行穿刺。

3. 经皮穿刺肺活检术前准备有哪些?

穿刺前要查血常规、凝血功能及心电图,因属于侵入性操作,穿刺前要常规检查有无甲、乙、丙型肝炎,梅毒和艾滋病等传染病。查看近期胸部 CT 片,合并急性肺部感染期间,应控制感染后再行穿刺活检。穿刺前控制咳嗽,训练患者平静浅呼吸。

有出血性疾病者、严重心肺功能不全者、6 周内发生心肌梗死患者禁忌穿刺。肺大疱可因穿刺造成气胸,肺包虫囊肿者可引起寄生虫扩散,穿刺部位皮肤和胸膜腔化脓性感染暂不宜进行,带状疱疹未治愈者均不宜穿刺。

4. 什么是胸膜活检术?

在 CT 或者超声定位下,用特殊的穿刺针经皮肤穿刺,直接在胸膜病变处取一点胸膜组织,做病理检查,确定病变性质的一种方法。

胸膜活检虽不能像胸腔镜在直视下观察整个胸膜病变,但可以直接在胸膜病变处取材,客观反映胸膜本身的病变性质,具有确诊意义,且创伤小、费用低、安全性大、并发症少。

5. 什么情况下做胸膜活检术?

通常以下情况需要做胸膜活检:①怀疑有胸膜肿瘤者。②渗出性胸膜炎不能确定性质者。

6. 做胸膜活检术需要做什么准备?

胸膜活检需提前做好 X 射线和超声波检查定位,穿刺点做标记。其他的准备和肺穿刺术相同。

7. 做胸膜活检术需要怎么配合?

患者面向椅背,反坐于靠背椅上,双手平置于椅背,头伏在双臂上。如病重不能起床者,取半卧位或仰卧位。

胸膜活检过程中有的患者会出现胸膜反应,表现为面色苍白、浑身无力、出冷汗、心慌、恶心等,严重者出现晕厥、血压下降。当发生胸膜反应时应立即让患者卧床休息,遵医嘱给止痛药如吗啡或者镇静药安定等,如果出现血压下降遵医嘱给予1%肾上腺素0.5～1毫升肌内注射,给予吸氧、心电监测等。待反应结束后继续观察2～4小时,患者无不适后停止。

发生胸膜反应有可能和患者当时的状态有一定关系,比如患者没有进餐、虚弱或者情绪上对穿刺过于紧张。当有这些情况时应该告知医护人员,尽量做好调整,如果不行改穿刺时间。胸膜反应是一过性的,患者当时的情况看上去非常严重,但是经过处理往往很快恢复正常,一般不会留下后遗症。

8.肺穿刺及胸膜活检术后患者的护理要点有哪些?

穿刺后需静卧观察2～4小时,经透视、拍片或CT扫描无异常时可回家观察。重点观察有无气胸和出血发生,如果发现患者出现胸闷、气短、咯血等情况,要立即报告医护人员。小量气胸不需要特别处理,大量气胸需要立即进行排气处理。轻度咯血,卧床休息,口服或肌内注射安定;大量咯血,立即采取止血措施。穿刺麻药作用过后有疼痛感属于正常,如果疼痛感严重可以用一些止疼药物。

(冯素萍　张　娟　周诗扬)

(五)关于血气分析检查

1.什么是血气分析?（视频:血气分析）

血气分析

血气分析,顾名思义,是对人体血液中的气体进行分析。对于人体而言,血液中最重要的气体就是氧气(O_2)和二氧化碳(CO_2)。它们的存在状态决定了机体能否良好运转。血气分析技术是一种医学检验手段,通过测定动脉血液中的氢离子的浓度和溶解在血液中的 CO_2 和 O_2，来判断机体是否存在缺氧和二氧化碳潴留及酸碱平衡失调等，特别是在急性呼吸衰竭诊疗、外科手术、抢救与监护过程中有着重要作用。

那动脉血气分析的指标主要如下。

（1）氧分压（PaO_2）：判断机体是否缺氧及缺氧程度。正常值为每升80～100 毫摩尔，每升小于 60 毫摩尔提示有呼吸衰竭，每升小于等于 40 毫摩尔有生命危险。

（2）二氧化碳分压（$PaCO_2$）：正常动脉血为每升 35～45 毫摩尔，是血浆中物理溶解的 CO_2 分子所产生的压力。每升大于 50 毫摩尔有抑制呼吸中枢的危险。

（3）pH 值：血液总的酸碱度的指标，正常动脉血 pH 值为 7.35～7.45，大于 7.45 提示碱血症，小于 7.35 提示酸血症。

（4）血钾：正常值每升 3.5～5.5 毫摩尔，若钾离子低会导致腹胀、无力、心律失常；若钾离子偏高会导致心律失常，心率减慢甚至停跳。

（5）血钠：正常值每升 135～145 毫摩尔，如果血液低钠，会引起细胞水肿，轻微症状为头痛、恶心、昏睡等，严重的话会出现抽搐、惊厥、呼吸停止等。血液高钠会导致人体神经系统的症状，比如淡漠、嗜睡等。

2. 哪些情况要查血气分析？

血气分析检测能够准确反映患者的缺氧程度、二氧化碳潴留程度，以及体内酸碱度和电解质离子的变化，这些通过肉眼是不能判断的。所以在呼吸科和 ICU 是常用和有效的一项检测方法，严重的患者有时一天需要反复检查多次，以及时了解病情的变化，比如：①各种原因导致的呼吸功能不全，如呼吸困难、发绀、突然的意识改变等。②急慢性呼吸衰竭、危重患者需严密观察和纠正氧合状态及酸碱失调者。③机械通气患者，根据血气分析指导调整呼吸参数和决定是否撤离呼吸机。

3. 为什么有"宁酸勿碱"的说法呢？

这个是相对而言，因为患者酸中毒的时候往往会导致血红蛋白和氧气的亲和力下降,氧气依然可以很好地释放,而碱中毒则相反,故对身体危害更大。

4. 如果抽动脉血误抽成了静脉血,是不是标本就不能用了?

不是,其实静脉和动脉的 pH 值、PCO_2、HCO_3^- 差值都不多,最大的差别是氧分压,可以结合测外周血氧饱和度来综合评估。但最好还是动脉血,检测结果比较准确。

5. 应该怎样配合护士抽取动脉血?

动脉血较静脉血而言,看不到血管,且位置较深,护士是凭借触摸进行穿刺的,患者和家属做好配合,能够帮助顺利穿刺,准确抽取动脉血标本,并减少并发症。

抽取动脉血前如果饮热水、洗澡、运动后应休息 30 分钟后再采血,吸氧患者如果病情允许应暂停吸氧 30 分钟;如果病情不允许停氧,需要在化验单上注明吸氧的浓度和患者的体温。

抽血前配合护士摆好体位,比如抽取股动脉时的体位是保持平卧,两腿分开与肩膀同宽。抽血过程中避免过于紧张,抽血完毕后勿揉穿刺点,轻轻按压 5~10 分钟,防止出血。

抽血完毕后注意轻轻旋转注射器,使血液与抗凝剂充分混匀,针头扎进橡皮塞内或密闭保存,避免进气,20 分钟内及时送检,以免影响结果。

(张　娟　王　莉　崔春艳)

(六)打呼噜与睡眠呼吸暂停

1. 打呼噜都是病吗?

人们普遍认为打呼噜不算什么,甚至还误认为打呼噜是睡得香。事实上,这样的看法是严重错误的。轻微的打呼噜不是问题,但严重的打呼噜并不是小事,更不能简单地认为是"睡得香、睡得好",多年临床诊断中发现,严重的打呼噜可能会引发人们意想不到的危害,重度患者甚至有"猝死"的可能。

2. 什么是睡眠呼吸暂停低通气综合征?

睡眠呼吸暂停低通气综合征通俗简称"睡眠呼吸暂停",顾名思义,睡眠中呼吸暂停是一种睡眠障碍性疾病,指人在睡眠状态下,反复出现低通气以及呼吸暂停,就是表现为口鼻气流较基础水平降低30% ~50% 和(或)气流中断≥10秒,从而引起间歇性低氧血症、高碳酸血症和睡眠紊乱,表现为夜晚睡觉打呼噜、呼吸暂停,有的患者会突然憋醒,有些会出现多动不安、夜尿增多、惊恐、磨牙和做噩梦等,而白天瞌睡疲乏、头痛、头晕等。随病情发展可导致高血压、冠心病、心律失常、肺动脉高压和脑血管意外等。所以这个打呼噜就是一种病态的,不能掉以轻心,病情越往后发展并发症越多,越严重。

睡眠呼吸暂停分为中枢型、阻塞型和混合型。中枢型主要是因为呼吸中枢调控功能不稳定,多继发于中枢神经系统疾病如脑血管栓塞后遗症、脑炎、脊髓病变等,其他如脑外伤、麻醉和药物中毒等,一半以上的慢性充血性心力衰竭患者也会出现此症状,表现为气道不阻塞,但是呼吸气流和胸腹的呼吸运动消失。阻塞型最为常见,就是引起"打呼噜"的主要罪魁祸首,有家族遗传性,直接原因是上气道的狭窄引起的,表现为上气道阻塞、气流消失,但是胸腹呼吸运动存在。混合型指二者兼具发生在同一个患者身上。

3. 为什么打呼噜?(视频:为什么打呼噜)

打呼噜的原因和状况都不尽相同,有些人呼噜打的比较严重,有些人在某些情况下比如劳累和上呼吸道感染后才打呼噜,有的男人并不打呼噜,有的美女却常常"鼾声阵阵",那究竟哪些原因会导致我们打呼噜呢?

为什么打呼噜

(1)肥胖是引起打鼾的最重要的原因之一。由于肥胖者的气道通常要比正常人狭窄,白天清醒的时候,咽喉部肌肉收缩时气道保持开放,因而不会使气道受到堵塞。但是晚上睡眠时神经兴奋性下降,肌肉松弛,咽部组织堵塞,使上气道塌陷,当气流通过狭窄部位时,会产生涡流并引起震动,阵阵鼾声也就产生了。

(2)有的人身体没有肥胖,但可能是某些部位的肥胖,譬如扁桃体肿大、软腭和舌体肥大、悬雍垂过长、咽喉松弛、舌后坠等。这些器官和组织的肥胖或变形,都可能引起咽腔狭窄,呼吸气流不畅,尤其是在睡眠中神经兴奋性下降的时候。

(3)鼻和鼻咽、口咽和软腭及舌根三处发生狭窄、阻塞,再加上睡眠时咽部自然松弛、舌根后坠等导致气流不能自由通过咽部的气管,振动咽部软组织就会发出一种巨大的鼾声。

(4)因阻塞性睡眠呼吸暂停低通气综合征而出现的打鼾,就是俗称的"打呼噜病",其特点是:睡眠时张大嘴呼吸,有时会由于呼吸停止而在睡眠中反复被憋醒,醒来时很疲倦,有时还会有剧烈的头痛等。它形成的原因与鼻腔、舌部、咽喉等处的病变导致上气道狭窄,以及呼吸中枢的反应性降低等因素有关,还和神经、内分泌有关,比如一部分甲状腺功能减退症和肢端肥大症患者常合并"打呼噜病",与其他原因引起的打鼾相比,此种程度要更严重,后果也更加严重,因此要尽快到专科医院就诊治疗。

4. 睡眠呼吸暂停需要做什么检查?

通过多导生理记录仪进行睡眠呼吸监测是目前常用确诊的方法,同时可确定病情的严重程度和分型,以及与其他睡眠疾病进行鉴别。一般成人在 7 小时的夜间睡眠时间内,呼吸暂停和(或)低通气≥30 次,每次呼吸暂停时间:成人 10 秒以上,儿童 20 秒以上;或每小时呼吸暂停和(或)低通气的平均次数大于 5 次,并伴有血氧饱和度下降、白天嗜睡等症状。

其他检查如血常规、血气分析、胸部 X 射线、肺功能、心电图等,可以帮助判断严重程度,有没有肺心病、呼吸衰竭、高血压和心脏病等并发症。

5. 目前怎样治疗睡眠呼吸暂停?

一般治疗包括减肥、戒烟、戒酒和改变睡眠体位,比如侧卧睡眠或抬高床头。有基础疾病要先纠正,如甲状腺功能减退症。目前没有有效的药物治疗,无创通气治疗是目前治疗睡眠呼吸暂停常用的方法,效果良好。口腔矫正器适用于单纯性打鼾轻、中度患者,以及不能耐受其他治疗方法的患者。另外可采取口腔颌面部和耳鼻喉科手术,扩大狭窄和口咽腔的面积,解除阻塞。

6. 什么是无创通气治疗?

指无须气管插管或者气管切开的辅助通气方法,也就是常说的无创呼吸机辅助呼吸,有面罩和鼻罩两种方式连接呼吸机。

这种方法虽然没有创伤,但是刚开始使用的时候,有些患者会因戴着面罩和鼻罩感觉憋气,不适应,往往需要一段时间和机器进行"磨合",因此要有耐心,同时注意参数的设定和调整一定要在专科医生的指导下进行,不能自行随意调整,以免不仅达不到治疗效果,还对身体有害。

7. 怎样正确佩戴无创呼吸机?（视频:戴无创呼吸机的方法）

应用无创呼吸机可以纠正缺氧,维持有效通气,帮助排出二氧化碳,适应证如下。

戴无创呼吸机的方法

阻塞性睡眠呼吸暂停低通气综合征、急性加重期和稳定期的慢性阻塞性肺疾病、呼吸衰竭(轻、中度呼吸衰竭的早期干预),这些患者都需要无创呼吸机治疗,因此要学会正确佩戴无创呼吸机的方法,如使用不当,轻者无治疗效果,重者出现并发症。

佩戴方法如下。①环境准备:室温保持在 22 ~ 24 ℃ 较为适宜,湿度 50% ~60% 。用物包括主机、管路、湿化罐、面罩或鼻罩,头带。②选择合适的鼻罩或面罩,选择适合自己面型和鼻型的尺码,亲自体验、测量,避免出现皮肤敏感、使用不适等问题。③湿化罐加水,打开盖子加上蒸馏水或纯净水,加水量在最低水位线和最高水位线之间,盖好盖子。④连接呼吸管路和湿化罐出口。⑤连接呼吸管路和面罩。⑥连接电源,检查呼吸机运转正常,使呼吸机处于备用状态。⑦在治疗前需要做呼吸准备:嘴唇微闭,用鼻吸气,缩唇呼出。⑧佩戴面罩:将四头带铺于枕头,小头向下,大头向上,选择合适的鼻罩,轻轻贴于患者的面部,固定头带。⑨调整面罩和头带松紧度,以头带下可以插入 1~2 根手指为宜,避免异常漏气。按下启动键,呼吸机开始送气,停留几分钟观察患者的耐受性和依从性。⑩如果在使用中需饮水或咳痰,需临时摘掉面罩时,可以将头带下方的固定扣打开,将无创呼吸机处于待机状态,临时移开面罩饮水或咳痰。如果脱机时间比较长,以同样的顺序,使呼吸机处于待机状态,取下面罩,放置于清洁部位,更换鼻导管吸氧。

注意事项:①运行中不可随意调节参数。②观察湿化罐水位线的变化,及时加水保证湿化效果。③管道不可打折。④电源插座要固定牢固,如果停电要立即脱下面罩。⑤在搬运呼吸机时,双手平托于呼吸机下方,切不可倒置、倾斜。

(张 娟 王 莉 周诗扬)

附:常用雾化器类型

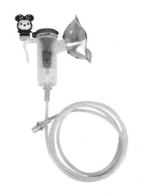 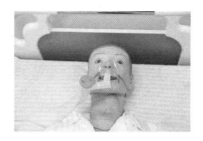

图 2-1 TUORen 卡通雾化器　　图 2-2 TUORen 雾化器临床应用模型

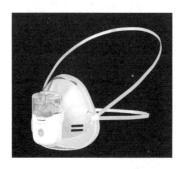 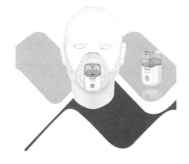

图 2-3 TUORen 微网雾化器(1)　　图 2-4 TUORen 微网雾化器(2)

三、呼吸系统常见疾病护理知识篇

（一）急性呼吸道感染

1. 急性上呼吸道感染性疾病有哪些？常见的病因有哪些？

人体的呼吸道有许多外来的微生物常住，比如病毒和细菌，一般情况下我们身体的防御系统像卫兵一样会把它们拦截在外，不足以引起发病，但是当身体抵抗力下降，比如受凉或劳累，这些病毒细菌迅速繁殖，越过防线，侵入呼吸道的黏膜纤毛细胞，引起炎症。急性上呼吸道感染一般分为以下几种类型：①普通感冒；②病毒性咽喉炎；③疱疹性咽峡炎；④咽结膜炎；⑤细菌性咽扁桃体炎。

有些上呼吸道感染性疾病的病原体具有很强的传染性，比如流行性感冒和 SARS。

上呼吸道感染常见的病因是病毒和细菌造成的感染，不同感染所造成的后果也相差很多，比如普通感冒通常可以通过休息，多饮水，1 周内不需要治疗而自愈。但是上呼吸道感染也不能掉以轻心，急性上呼吸道感染若控制不及时，向下蔓延，造成鼻窦炎、中耳炎、支气管炎和肺炎，甚至病毒性心肌炎和肾炎等；特别是老年人，免疫力差，容易并发肺部感染。而 SARS 传染性极强，个别人可以传染给周围几十人甚至上百人，被称为超级传染者，2003 年就曾在中国大暴发，感染后若没有得到及时治疗，则会导致死亡。

2. 普通感冒和流行性感冒有哪些不同？（视频：普通感冒和流感）

普通感冒又称"伤风"，是一种常见的急性上呼吸道病毒感染性疾病。流感则是由流感病毒引起的急性呼吸道传染病，包括甲、乙、丙三型，其中以

普通感冒
和流感

甲型流感病毒感染比较常见。两者一个属于感染性疾病,另一个属于传染性疾病,一字之差,却有许多不同。以下我们了解一下两者的不同之处。

传染性不同:普通感冒可以发生于任何季节,冬春季节更易发生,多数是散在发病,不引起流行;而流感传染性极高,可以短时间内在大范围人群中流行。

症状不同:普通感冒起病较急,早期症状有咽部干痒或闷热、喷嚏、鼻塞、流涕,开始为清水样鼻涕,2~3天后变稠,可伴有咽痛,一般无发热等全身症状或仅有低热、头痛,病程一般为5~7天可痊愈;流感起病急,一开始就发热,体温高达39~40℃,畏寒、全身不适,头昏头痛,四肢酸痛,打喷嚏及流涕,食欲不振,精神不佳等症状,高热持续3~5天,全身症状减轻,咳嗽等呼吸道症状逐渐加剧,病情轻者可2~3天恢复,重者2周,也有病情迁延者到1个月。

治疗不同:普通感冒目前尚无抗病毒药物,无严重症状者可不用或少用药,以休息、戒烟、多饮水、保持室内空气流通、防治继发性细菌感染为原则,坚持体育活动、增强体质、劳逸适度是预防普通感冒的最好方法。流感要早期应用抗病毒治疗,要坚持预防隔离与药物治疗并重、对因治疗与对症治疗并重的原则,接种流感疫苗,预防流感,隔离患者,保持房间通风,休息、多饮水、饮食易于消化。

普通感冒对人造成的伤害一般不大;但是流行性感冒对老人、孩子,还有免疫力低下者则可能是一场严峻的考验,每次流感大暴发期间都会造成人群的死亡率上升。

3. 流行性感冒有什么特点? 怎样预防?

流行性感冒是由流感病毒引起的呼吸道急性传染病,通过接触和空气飞沫传播;有季节性,北方常在冬春季,南方全年可流行。病毒容易发生变异,人群普遍容易感染,容易引起暴发流行。分为单纯型、胃肠型、肺炎型和中毒型,潜伏期1~3天,起病急,高热、头痛、乏力、眼结膜炎和全身肌肉酸痛等中毒症状明显,呼吸道症状轻微;胃肠型伴有腹痛、腹胀、恶心、呕吐等消化道症状,儿童多见;中毒型有高热、休克、弥散性血管内凝血、循环衰竭直至死亡。

预防流感可以从以下几个方面注意,特别是老人、孩子和免疫力低下者:①流感季节提前接种流感疫苗。②用流动水勤洗手,保持手卫生。③室内空气清洁,注意开窗通风,雾霾天家里可使用空气净化器。④注意个人防护,出门戴口罩,流感患者如果需要出门同样戴口罩,一方面避免传染给其他人,另一方面也是保护自己,避免增加其他感染。⑤衣着合适,防止受凉。⑥适当的运动锻炼,提高身体免疫力。

4. 感冒了要用抗生素吗?

普通病毒性感冒如果没有并发细菌感染,多喝水、休息,一般 5～7 天可自愈。因为抗生素是抑制细菌的,对病毒不起作用,这时应该选择用抗病毒药物或者清热解毒的药物。合并细菌感染通常会有一些症状,比如发热、流黄绿色鼻涕、嗓子红肿、痛等,或者感冒超过 1 周,这时应在医生的指导下使用抗生素。

5. 接种流感疫苗能预防流行性感冒吗? 哪些人需要接种流感疫苗?

流感疫苗是针对流感病毒某一种分型而制作的灭毒活疫苗,只能促进机体针对这一类型的病毒产生抗体,对其他的流感病毒不起作用,且流感病毒容易变异,每次引起流感的病毒都不一定是同一种,因此接种流感疫苗不等于能够预防流感。

在流感高发的季节,提前接种某种流感疫苗,可以针对这种流感病毒进行预防,以下人员需要考虑优先接种流感疫苗:①孕妇;②6 个月以上的婴儿和看护人员;③5 岁以下的儿童;④60 岁以上的老人;⑤慢性病患者及体弱多病者;⑥医务人员。

6. 急性咽炎和喉炎有什么症状? 和感冒又什么区别?

急性咽炎和喉炎顾名思义就是指咽部和喉部的急性炎症,二者同属于急性上呼吸道感染,由病毒感染引起,表现因感染部位不同而不同。急性咽炎以咽痛、发热、乏力为主；急性喉炎以声音嘶哑、说话困难、咳嗽时疼痛为主。二者体检时均可见咽部充血水肿，颌下淋巴结肿大。

普通感冒俗称"伤风"，又称"急性鼻炎"，主要表现为鼻部症状，比如打喷嚏、鼻塞、流清水样鼻涕，也会表现为咽干、喉痒，有时会表现为乏力、发热、全身酸痛和食欲不振等全身症状；而急性咽炎和喉炎的表现以咽喉部的症状为主。

这几种上呼吸道的感染一般不会传染给别人。

7. 什么是疱疹性咽峡炎？与急性咽扁桃体炎有什么不同？

疱疹性咽峡炎是一种急性传染性疾病，多由一些病毒引起，通过接触、粪-口和呼吸道传染，典型症状是咽部充血，口腔内有灰白色疱疹，破溃后形成小溃疡。潜伏期1~2天，多发生于婴幼儿，7~10天可自愈。病情差别比较大，轻者可仅有发热、咽喉部不适，严重者急起高热，为39~40 ℃，咽痛，流涎，烦躁不安，全身不适，婴儿会发生呕吐和惊厥。因此病多发生于婴幼儿，所以对于小儿的喂养一定要注意饮食卫生，餐具定期用开水消毒，喂食小儿前洗手；不要让较小的孩子吃生冷等食物，要养成外出回家后先洗手的卫生习惯等。

急性咽扁桃体炎往往是在慢性炎症的基础上反复急性发作。主要致病菌是乙型溶血性链球菌、葡萄球菌、肺炎链球菌及一些病毒等，细菌和病毒混合感染较多见。可以通过飞沫、食物或接触传染。好发生于10~30岁的青少年，起病急，咽痛明显，体温可超过39 ℃，可见咽部明显充血，扁桃体肿大、充血，表面有点状黄色渗出物，伴有颌下淋巴结肿大并压痛。青少年要注意营养均衡和锻炼身体，以免容易造成感染。

以上二者均有传染性，对于已经确诊的病患，家里的婴幼儿和青少年，要注意与之隔离，尽量避免频繁接触，以免被传染上。当出现以上症状时要及时就医。

8. 急性气管支气管炎的病因有哪些？主要症状有哪些？

急性气管支气管炎是指发生在气管和支气管黏膜的急性炎症，年老体弱者容易发生,常发生于寒冷季节或者天气突然变化时,急性上呼吸道感染不及时治愈,也会向下蔓延,导致气管、支气管的急性感染。此病的常见病因如下:①病毒、细菌直接感染,或急性上呼吸道感染继发。近年来衣原体和支原体感染引起的急性气管、支气管炎呈上升趋势。②物理化学刺激,如过冷的空气、粉尘、刺激性气体或烟雾等。③过敏引起的气管、支气管黏膜急性炎症,比如吸入花粉、真菌孢子等。

本病起病急,初期主要表现为上呼吸道感染的症状,如鼻塞、流涕、咽痛、声音嘶哑等,伴有发热、头疼和乏力等全身症状;累及支气管黏膜时有咳嗽、咳痰,是其主要表现。开始以干咳为主,发展到黏液性痰,再到脓性痰,严重者可痰中带血丝。咳嗽为阵发性或持续性,可持续 2～3 周,吸烟者更长时间,如果迁延不愈可转为慢性支气管炎。

9.怎样预防急性气管支气管炎?

急性气管支气管炎容易从上呼吸道感染开始,因此要预防感冒,及时治疗上呼吸道感染,不致向下蔓延,做好以下几点:①增强体质,防止感冒;②合理作息,适当饮水,注意保暖;③戒烟;④改善居住环境,保持清洁卫生,定期开窗通风,做好雾霾天的防护;⑤避免或减少吸入变应原。

10.急性上呼吸道感染患者的护理要点有哪些?（视频:急性上呼吸道感染的护理）

急性上呼吸道感染的护理

急性上呼吸道感染俗称感冒,是鼻腔、咽或喉部急性炎症的总称,在生活中比较常见,发生急性上呼吸道感染的一般护理如下。

(1)多开窗通风换气;避免受寒,注意保暖;少去人群密集的场所,注意个人卫生和休息,避免过度劳累。

(2)饮食:患者应多饮水,食物应选择营养均衡易消化的。比如多食新鲜蔬菜、水果,优质的瘦肉、蛋类、奶制品、豆制品等,避免食用辛辣刺激食物,禁止吸烟、喝酒,浓茶和咖啡也尽量避免。

(3)当患者出现高热、头痛时,需要绝对卧床休息,可以采用头部冷敷、温水擦浴等方法进行降温;也可以遵医嘱使用药物降温。退热后,及时更换清洁、干燥的衣裤,同时多喝热水补充出汗丢失的水分。

(4)应注意保持口腔清洁,避免牙龈肿胀、疼痛。

(5)咳嗽、打喷嚏时不要对着他人,用双层纸巾捂住口鼻。

(6)注意药物的不良反应,含有抗过敏药物成分的药物会引起瞌睡和头昏,应睡觉前服用,司机和高空作业人员要避免使用。

很多人认为不就是个小小的感冒吗,不是什么大问题,因此不注意休息,也不好好吃药,认为自己身体好,扛一扛就过去了。其实不然,当身体抵抗力下降,感冒不及时控制也会有并发症,特别是儿童和老人,要注意观察以下情况的发生:①当患者出现耳痛、耳鸣、听力减退、外耳道流脓等症状时,可能合并中耳炎,要及时就医。②若用药后症状不缓解,咳嗽加重、咳脓性痰,说明感染没有控制住,向下呼吸道蔓延,需要及时就医调整用药。③当身体已经基本恢复,又出现心慌、胸闷、眼睑水肿、腰酸和关节痛等,要警惕感染病毒性心肌炎,要立即就医进一步检查治疗。

(常晓旭　吕娅敏　周诗扬)

(二)慢性支气管炎及慢性阻塞性肺疾病

1. 什么是慢性支气管炎?

慢性支气管炎指气管、支气管黏膜及周围组织的慢性炎症,以咳嗽、咳痰为主要症状。排除其他慢性呼吸道疾病,每年咳嗽、咳痰超过 3 个月,连续 2 年或 2 年以上者,可诊断为慢性支气管炎。本病的发病机制尚不完全清楚,可能是多种环境因素与机体自身因素长期相互作用的结果。

2. 慢性支气管炎的常见原因是什么?

慢性支气管炎与以下几点关系密切,平时应从这几个方面关注,将源头控制住,以减少发病。①吸烟:吸烟的人群普遍有慢性支气管炎。②接触烟雾、变应原、工业废气及室内污染浓度过高或时间过长,促使发病。③大气中有害气体降低气管净化能力,为细菌感染创造条件。④病毒、细菌和支原体等感染是慢性支气管炎发生发展的重要原因。⑤其他:如免疫紊乱、年龄增大和气候变化等因素也与慢性支气管炎的发病有关。

3.慢性支气管炎有什么症状?

慢性支气管炎起病缓慢,病程长,反复发作。主要症状是咳嗽、咳痰或伴有喘息;咳嗽、咳痰以清晨为主,一般为白色黏痰或浆液性泡沫痰,起床后或者改变体位可刺激排痰。喘息明显者称为喘息型支气管炎,部分可能合并支气管哮喘,合并肺气肿时表现为活动后呼吸困难。慢性支气管炎患者平时要注意关注自己的状况,比如咳嗽、咳痰等变化,当出现症状严重或伴发喘息、呼吸困难等症状时要及时就医。

4.怎样预防慢性支气管炎急性发作?

慢性支气管炎是一种慢性病,但患者在冬春两季最易诱发急性发作,每急性发作一次就会加重一次,发作的越多,病情进展的速度越快,最后导致慢性阻塞性肺疾病,甚至慢性肺源性心脏病等严重的疾病。预防急性发作做好以下几点:①戒烟,减少吸烟后可减轻症状。②防雾霾,外出戴口罩做好防护,室内可装空气净化器,避免有害烟雾和颗粒对呼吸道的刺激。③注意保暖,季节变化及时添加衣服,防止受凉感冒。④多喝水,保持呼吸道湿润,增加呼吸道黏膜对病毒和细菌的抵御作用;北方干燥地区注意增加室内空气的湿度,可选择空气加湿器。⑤均衡饮食,增加营养,提高抵抗力;多吃新鲜的蔬菜、水果,如梨、枇杷等,有清肺止咳功效;多吃粗粮,保持大便通畅,因便秘易致肺燥热,一旦受凉易诱发慢性支气管炎。⑥规律生活不熬夜,适当的体育锻炼,增加身体抵抗力。

5.什么是慢性阻塞性肺疾病?

慢性阻塞性肺疾病简称慢阻肺,临床常称 COPD,是呼吸系统的常见病和多发病。慢性阻塞性肺疾病全球倡议组织(GOLD)指南定义为:是一种常见的以持续性呼吸道症状和气流受限为特征的,可以预防和治疗的疾病,呼吸道症状和气流受限是由于气道和(或)肺泡异常导致的,气道和(或)肺泡异常的原因通常是明显的有毒颗粒和气体暴露。

通俗地讲:它是一种慢性呼吸道疾病,是由于吸烟等原因引起气管狭窄或肺气肿等结构改变,导致呼吸气流受阻,感到呼吸费力或透不上气,常伴有咳嗽、咳痰。这个病是可以预防,也可以治疗的。最常见的发病原因是吸烟。由于慢阻肺和慢性支气管炎关系密切,常常是慢性支气管炎逐渐发展而至,因此预防慢性支气管炎,减少其急性发作,是预防慢阻肺的第一步。

6. 慢性阻塞性肺疾病患者有哪些表现?

慢性阻塞性肺疾病主要的症状有咳嗽、咳痰、喘息和呼吸困难(图 3-1)。初期早上咳嗽加重,随后晚上也明显,咳痰多为黏液性痰,合并感染后多为脓性痰;部分患者有喘息的情况;呼吸困难是随着病情的发展和加重逐渐加重,最初是活动后呼吸困难,发展到后来平静时也会呼吸困难。慢阻肺多中老年发病,症状缓慢进展,如果症状不明显,比较稳定,作为慢性病患者,在稳定期可以在家按照医生的要求规范用药,实施家庭氧疗;若这些症状在原有的基础上突然加重,比如咳嗽喘息加重,咳痰增加,呼吸困难严重,称为慢性阻塞性肺疾病急性加重期,简称 AECOPD,这个时候要尽快送医救治。慢阻肺急性发作最常见的原因是感染,因此对于慢阻肺患者稳定期的日常护理,预防上呼吸道感染是很重要的一课。

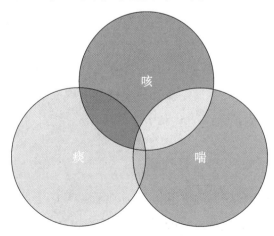

图 3-1　慢阻肺三大症状

7. 慢性支气管炎和慢性阻塞性肺疾病有何不同？

慢性支气管炎和COPD的病因相似，慢性支气管炎是在排除慢性咳嗽的其他原因后，患者每年咳嗽、咳痰3个月以上，连续超过2年。肺气肿指肺部终末细支气管远端气腔出现异常持久的扩张，伴有肺泡壁和细支气管的破坏，无明显的纤维化。当慢性支气管炎、肺气肿患者肺功能检查出现持续气流受阻时，可以诊断为慢阻肺；而仅有慢性支气管炎和（或）肺气肿则不能诊断为慢阻肺。

就是说我们常说的"慢性支气管炎""肺气肿"并不是等同于慢阻肺，但是和慢阻肺有很大的关系：慢阻肺和（或）肺气肿+不完全可逆的气流受限→慢阻肺。

8. 慢性阻塞性肺疾病患者为什么要坚持长期氧疗？

研究表明，慢阻肺患者长期氧疗可有效改善缺氧状况，在病情稳定期可采用家庭氧疗，以减少住院次数和时间。吸氧时间每天至少15小时，大于19小时效果最佳。

慢阻肺患者通常给予低流量、低浓度吸氧，每分钟1～2升，因高流量吸氧不利于二氧化碳的排出，会加重缺氧和二氧化碳在身体内的蓄积，也就是二氧化碳潴留或俗称氧中毒。所以慢阻肺患者的氧气流量一定要严格控制，以免不但没有起到治疗作用反而造成"氧中毒"，长时间甚至引起肺性脑病等严重后果。

9. 慢性阻塞性肺疾病患者的自我护理重点是什么？（视频：慢性阻塞性肺疾病的护理）

慢阻肺是慢性病，会伴随患者很多年，还容易因感染形成急性加重不得不反复住院治疗。平时做好护理，能够减少发作的次数，减少住院次数和时间，能够提高患者的生活质量，节约医疗费用，减轻家人和社会的负担。以下是几个需要重点关注并做好的方面。

慢性阻塞性肺疾病的护理

（1）不抽或少抽烟，香烟燃烧释放的尼古丁会增加肺的负担。

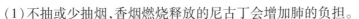

（2）平时注意保暖,季节变化及时添加衣物,防止受凉感冒。经常开窗通风保持室内空气清洁,去人多的地方注意戴口罩。一旦发生呼吸道感染要及时就医,遵医嘱使用抗感染药物,控制呼吸道的感染是避免急性加重的关键。

（3）休息:多休息,避免重体力劳动。

（4）慢阻肺是慢性病,患者需要充足的营养补充消耗,饮食的选择要营养丰富,如优质的蛋类、肉类和鱼类,新鲜的蔬菜。对慢阻肺的患者而言,大量的摄入糖和淀粉类食物,会产生过多的二氧化碳,血液中二氧化碳过高,增加呼吸的负荷。所以,主食相应地控制粥、面、饭的分量,最好不超过50%,其他富含糖类的水果(如甘蔗、甜瓜、西瓜、香蕉、葡萄等)、干果类、干豆类、根茎蔬菜类(如胡萝卜、番薯等)等都要控制。

（5）氧疗:给予低流量、低浓度吸氧,每分钟 1~2 升,可以改善缺氧状态,缓解支气管痉挛,防止肺气肿的继续加重和肺源性心脏病的发生。高流量吸氧不利于二氧化碳的排出,加重缺氧和二氧化碳的潴留,也就是俗称的氧中毒。在病情稳定期可采用家庭氧疗,吸氧时间每天至少 15 小时,大于 19 小时效果最佳。

（6）药物:稳定期大部分的药物是吸入性药剂,一定要掌握使用方法,遵照医嘱用药。

（7）呼吸功能锻炼操:练习缩唇呼吸、腹式呼吸和呼吸功能锻炼操。长期坚持锻炼,能够优化肺功能,减轻呼吸困难。

（王　莉　崔春艳）

（三）支气管哮喘

1. 什么是支气管哮喘?

支气管哮喘简称哮喘,是一种气管慢性炎症,常表现为反复发作的喘息、呼吸困难、胸闷、咳嗽等症状,常在夜间或清晨发作加剧,可经过治疗或自行缓解。全球约有3亿哮喘患者,我国哮喘的发病率呈逐年上升趋势,且是全球哮喘病死率高的国家之一。这和哮喘长期控制不佳,最后一次发作治疗不及时有关。作为最常见的慢性病之一,我们要做的工作还有很多。世界各国专家起草并不断更新的全球哮喘防治倡议(GINA)已经成为防治哮喘的重要指南。

哮喘的病因主要有3个方面。①遗传因素:哮喘具有遗传倾向,一个家族中与哮喘患者的血缘关系越近越容易发病,但是是否发病还受环境因素的影响。②变应原因素:吸入变应原或其他刺激物引发气管慢性变应性炎症,常见的变应原包括尘螨、动物皮毛、昆虫、花粉、谷物、木材、染料、农药、一些药物和食物添加剂等。③促发因素:包括大气污染、吸烟、剧烈运动和呼吸道病毒感染等。另外一些刺激如吸入冷空气或精神因素等均可诱发哮喘(图3-2)。

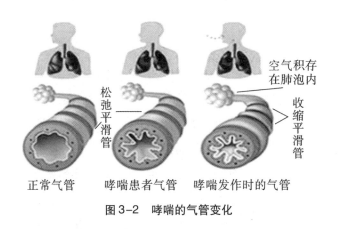

图 3-2 哮喘的气管变化

2. 哮喘有什么症状?

典型的哮喘发作表现为伴有哮鸣音的呼气性呼吸困难,患者突然发病,持续几个小时或者几天,应用平喘药物后缓解,也可自行缓解;夜间及凌晨发作和加重是哮喘的重要特征。也有一部分表现不典型的哮喘,仅有轻微的咳嗽、胸闷等症状,医生体检时没有听到哮鸣音不代表没有哮喘。

哮喘发作时患者自感胸部紧缩感,呼吸短促,咳嗽,咳黏液痰,呼气时有哮鸣音,发作时多有焦虑和恐惧感,伴大汗、端坐或身体前倾、心动过速、血压升高。严重的哮喘发作哮鸣音反而会减弱或消失,称为"沉默肺",是病情危重的表现。

哮喘严重发作时可并发气胸、肺不张,长期反复发作或感染可并发慢阻肺、支气管扩张和肺源性心脏病。

3. 什么是咳嗽变异性哮喘?

咳嗽变异性哮喘是一种特殊类型的哮喘,咳嗽是其唯一或主要的表现,没有明显的喘息、气促等症状,但是呼吸道对物理、化学、变应原等刺激会出现过度反应,常常被误认为是支气管炎。很多是由于咳嗽持续或反复发作,导致咳嗽迁延不愈,最终引发咳嗽变异性哮喘。

还有一些哮喘也表现不典型,比如仅有胸闷表现,称为胸闷变异性哮喘;还有一些青少年表现为运动时出现胸闷、咳嗽和呼吸困难,称为运动性哮喘。

4. 支气管哮喘会遗传吗?

哮喘是一种多基因的遗传病,也就是说与遗传有很大的关系。医疗资料表明,家族中长辈患有哮喘的,其子代发病率较一般人群高。但是这并不代表子代生下来就一定患有哮喘,而是具有一种潜在地发展为哮喘的特异性过敏体质。也就是说当环境因素出现时,比普通人更容易患哮喘。

所以如果家中长辈有患哮喘的,其孩子幼年的抚养要特别注意避免诱发哮喘的环境刺激,比如对空气质量和室内清洁要重视、做好雾霾天的防护、避免吸二手烟和上呼吸道感染、做剧烈运动要谨慎、避免严重的精神刺激等。

5. 诊断哮喘需要做哪些检查?

诊断哮喘通常要做以下检查。①支气管激发试验:通过刺激观察气管的反应程度,以判断气管反应性的高低,适用于通气功能在正常预计值的60%或以上的患者。②支气管舒张试验:通过吸入支气管扩张药物,进行前后肺功能的对比,肺通气功能(FEV_1)的改善大于15%者,结合临床可诊断哮喘。③变应原皮试:70% 以上的患者呈阳性反应。④痰和血液检查:会查到嗜酸性粒细胞增高。⑤血清免疫球蛋白测定:IgE 增高或特异性 IgE 增高有诊断意义。

6. 为什么哮喘的治疗要很长时间?

哮喘是一种慢性气管炎症性疾病,即使在没有症状时,炎症也是长期存在的,如在此时擅自停药或减量,可导致炎症加重,使病情进一步发展,急性发作频繁发生,造成不可估量的后果。按医嘱每天早晚使用 2 次控制类药物,即使没有哮喘症状,也要坚持。长期规律使用可有效减少发作次数。

7. 支气管哮喘常用哪些药?

药物治疗是哮喘控制的关键,分为控制药物和缓解药物(表3-1)。

表3-1　治疗哮喘的药物分类

项目	控制药物	缓解药物
种类	糖皮质激素、长效 β_2 受体激动剂、白三烯受体拮抗剂、缓释茶碱等	短效 β_2 受体激动剂、茶碱及抗胆碱能药物
作用	长期维持治疗 控制症状 改善肺功能 预防急性发作	急性发作时快速缓解哮喘症状
常用药物	信必可都保、布地奈德、倍氯米松、孟鲁司特、沙美特罗、福莫特罗等	沙丁胺醇气雾剂、特布他林气雾剂、可比特等

(1)糖皮质激素:是目前最有效的抗炎药物。吸入型糖皮质激素是长期控制哮喘的首选药物。常用药物是信必可都保和布地奈德。

(2)β_2 受体激动剂:是目前临床应用最广的支气管舒张剂,尤其是气雾剂吸入广泛用于哮喘急性发作的治疗。常用药物有沙美特罗、福莫特罗、沙丁胺醇气雾剂和特布他林气雾剂。

(3)茶碱类药物:具有舒张气管平滑肌、兴奋呼吸中枢和呼吸肌等作用。

用于长期控制时,主要协助吸入型糖皮质激素抗炎,多用于预防夜间哮喘发作和夜间咳嗽。常见的不良反应有恶心、呕吐及心律失常、血压下降等。常用药物有氨茶碱、多索茶碱等。

(4)抗胆碱能药物:主要有异丙托溴铵,止喘作用比 β_2 受体激动剂弱,起效也较慢,但长期使用不易产生耐药性,不良反应少。常与 β_2 受体激动剂合用,使支气管舒张作用增强并持久。常用药物可比特,是吸入用复方异丙托溴铵溶液。

(5)白三烯受体拮抗剂:一类新的非糖皮质激素抗炎药,常与吸入型糖皮质激素联合应用治疗哮喘患儿,可以减少糖皮质激素的剂量,并提高吸入型糖皮质激素的疗效。该药耐受性好、副作用轻、服用方便。目前常用的药物为孟鲁司特。

(6)吸入型糖皮质激素联合长效 β_2 受体激动剂:常用药物信必可都保,适合于中至重度持续哮喘患者的长期治疗,每一吸均有抗炎作用,长期规律使用,可降低哮喘发作的风险。

8. 哮喘患者要随身携带哪些急救备用药物?

即使病情较轻的患者,也存在急性发作的风险,并可导致严重危害。因此,每一位哮喘患者都应备有一支哮喘缓解类药物,用于缓解哮喘急性发作时的症状,缓解类药物可以在医院或药店购买。最常用的就是沙丁胺醇气雾剂或者特布他林气雾剂,方便携带,使用简单,能够快速起效。不要小看这类备用药物,因哮喘发作的症状轻重不一,严重时可以救命!因此哮喘患者一定要随身携带一支备用药物。

9. 长期吸入激素治疗安全吗?

吸入型激素药物直接到达需要治疗的支气管和肺部,所以只需要很少的剂量就能达到很好的疗效。并且所用的剂量仅相当于口服药物的 1/100,注射药物剂量的 1/5 ~ 1/3,而且极少分布到身体其他部位,所以是安全的。而全身用药则容易出现较大的副作用。

即使长期使用 7 ~ 11 年,对儿童的身高、体重、智力等各项生长发育都没有明显影响。

即使容易发生骨质疏松的患者,长期高剂量使用吸入型糖皮质激素,也没有对骨密度产生明显影响,且长期使用也不会影响血糖和血压。

每日吸入小剂量糖皮质激素(ICS)对哮喘妊娠妇女既有效又安全,不增加危险性。布地奈德是妊娠期最常用的吸入型糖皮质激素,也是糖皮质激素中唯一首选的药物。

10.哮喘患者定期复诊什么?

为了达到更好的症状控制并且避免哮喘发作,每位患者的哮喘药物都要根据情况上调或下调,其目的就是找到能够控制症状的最低剂量。这意味着,您需要定期评价哮喘控制情况,而不仅仅因为出现症状就诊。连续治疗3个月后按时复诊,以评估哮喘控制情况,调整治疗方案,增加或减少治疗药物或剂量。医生会通过询问最近4周的症状来评价近期哮喘控制情况。

11.哮喘急性发作有什么危害?

哮喘的症状开始出现或比平时加重,并以呼气流量降低为其特征,称为哮喘发作。这些症状通常不会自行消失,需要给予治疗。哮喘的发作过程可表现得非常快速(如暴露在烟草环境中诱发哮喘发作),也有可能经过几小时或几天逐渐出现(如感冒诱发哮喘发作)。有些人仅表现为一过性的喘息,而另一些人可能需要住院治疗。哮喘急性发作严重者会因来不及抢救而失去生命,比如著名歌星邓丽君就是因为哮喘急性发作抢救不及时而去世的。频繁急性发作还可导致肺功能下降,并可能引起慢阻肺、肺炎、气胸等疾病。可诱发哮喘急性发的相关因素有:接触变应原、季节变换、空气污染、呼吸道感染、剧烈运动、药物、饮食、职业等因素。

12.哮喘急性发作时怎样自救?

哮喘患者身边应常备缓解类药物,比如沙丁胺醇气雾剂或者特布他林气雾剂,如果症状较轻,一般吸入药物后会很快得到缓解。这时要记录本次发作的情况,下次就诊时提供给医生参考。如果症状较重,可以多吸入几次,原则上每日最大剂量不超过8吸,每日4次,每次2吸,记录并联系医生。如果多次使用缓解类药物仍然不好转或症状迅速恶化,呼吸困难严重,无法正常讲话,嘴唇发绀,立即拨打120,呼叫救护车,向专业的医护人员寻求帮助。

(周诗扬 崔春艳 王 莉)

(四)肺炎

1.引起肺炎的原因有哪些?

肺炎就是肺部的炎症,包括终末气道、肺泡和肺间质的炎症,可由疾病、微生物、物理化学因素、免疫损伤、过敏及药物所致,引起肺炎的原因大概分为3种:①感染,最常见,通常包括细菌、病毒、真菌、支原体、衣原体和寄生虫感染等。②物理化学因素,比如毒气、化学物质、药物、放射线、水、食物或呕吐物误吸引起的肺炎。③免疫和变态反应因素,如过敏性、风湿性及艾滋病引起的相关性肺炎。

2.肺炎有哪几种类型?(视频:肺炎的分类)

医学一般按照病因、解剖或患病环境对肺炎加以分类。

肺炎的分类

(1)根据病因分为以下几种。①细菌性肺炎:是最常见的肺炎,约占80%,常见症状是咳嗽、咳痰,甚至出现脓性痰或血痰,常伴有发热,有时伴有胸痛,对儿童及老人的健康危害极大。②病毒性肺炎:主要由于病毒感染,起病急、症状重、并发症多,其诱因包括受凉、淋雨、劳累、醉酒或免疫力低下,多见于婴幼儿、老年人及免疫缺陷者如艾滋病患者。③非典型病原体所致肺炎:如军团菌、支原体和衣原体等,常表现为刺激性干咳,咳少量白痰,发热,头痛,恶心,呕吐等。④其他病原体所致肺炎:如立克次体、弓形体、寄生虫等。⑤真菌性肺炎:多见于病情严重、免疫力低下、防御功能下降的患者。比如肺部疾病长期使用抗生素者,导致菌群失调,会使真菌大量生长造成真菌性肺炎。⑥理化因素所致肺炎：如放射性损伤引起的放射性肺炎、胃酸吸入引起的化学性肺炎等。

（2）按解剖分为三类。①大叶性（肺泡性）肺炎：是由肺炎双球菌等细菌感染引起的呈大叶性分布的肺部急性炎症，常见诱因有受凉、劳累、淋雨等，好发于青壮年男性和冬春季节。②小叶性（支气管性）肺炎：顾名思义，其炎症病灶主要累及支气管，其诱因主要有传染病、营养不良、恶病质、昏迷、受凉、劳累等，多见于婴幼儿、老人和体弱者。③间质性肺炎：炎症主要累及支气管壁、肺泡壁，典型症状为发热、咳嗽、咳痰、胸痛和进行性加重的呼吸困难，以幼儿及学龄前小儿为多，其次以成年人居多。

（3）按患病环境分类：可分为社区获得性肺炎和医院获得性肺炎。其主要区别是患者的肺部感染是在住院期间获得还是在院外获得。平均潜伏期一般以 48 小时计算，入院后 48 小时以内发病是社区获得性肺炎，也就是在院外得的肺炎；48 小时以后发生的是医院获得性肺炎，同理，出院后 48 小时以内发生是医院获得性肺炎，超过 48 小时不再视为与医院感染有关。

3.肺炎都要用抗生素吗?

这个首先要确诊患病原因，一旦确诊感染细菌性肺炎，抗生素治疗很关键，即便是病毒性肺炎，超过 3 天也可能并发细菌感染。因此确诊后医生会根据药敏试验结果尽快给患者使用抗生素。

对于弓形体寄生虫等原因引起的肺炎，要使用杀死驱逐寄生虫的药物治疗才有效，真菌性肺炎根据情况使用抗真菌的药物。

肺炎若得到及时控制，一般不留后遗症。但是对老年人，尤其要重视。老年人免疫力差，上呼吸道感染若不及时控制，容易进一步发展为肺部感染。而一个 70 岁的老年人，肺功能状态只相当于他 18 岁时的 1/3，而且老年人身体脏器的代偿能力差，如若发现不及时，得不到有力的控制，常常容易引起呼吸衰竭等并发症；呼吸衰竭进而容易导致其他脏器的衰竭，危及生命。老年人的身体感觉迟钝，对痛觉、发热等反应不敏锐，常常容易掩盖病情，所以当家中有老年人，且肺部的基础状态不好比如有肺气肿、陈旧性肺结核或者患有糖尿病等，哪怕只是伤风感冒也要注意，及早就医用药治疗并注意观察老年人的情况变化,如果出现精神不振、食欲不好、咳嗽严重、咳痰增加、痰色加深、呼吸困难等变化,要尽量早到医院就医,以免延误病情。

4. 细菌性肺炎由哪些细菌引起?有什么症状?

多种细菌可引起细菌性肺炎,以下 5 种比较常见,症状较典型,各有不同。

(1)肺炎球菌肺炎:起病急,寒战,高热,胸痛,咯铁锈色痰;患者有呼吸困难,低氧血症,呼吸衰竭等。并发症少见。

(2)葡萄球菌肺炎:高热,咳嗽,粉红色乳状痰,寒战,休克等。并发症为单个或多发性肺脓肿、气胸或脓胸。

(3)肺炎克雷伯菌肺炎:起病急,高热,痰呈灰绿色或砖红色胶冻状,呼吸困难、发绀;可有典型的肺实变体征。并发症为单个或多发性脓肿、败血症,甚至休克。

(4)军团菌肺炎:轻者仅有类似流感的症状,早期可有腹痛、呕吐、腹泻消化道症状;急性病容,呼吸急促,重者发绀。体温上升与脉搏不呈比例。并发症为早期全身多系统受累是本病的特点。

(5)流感嗜血杆菌肺炎:多见于 4 岁以下的小儿,常并发于流感病毒或葡萄球菌感染的患者。临床起病较缓,病情较重,全身中毒症状重,面色苍白,有发热、痉挛性咳嗽、呼吸困难等;易并发脓胸、脑膜炎、败血症、心包炎、化脓性关节炎、中耳炎等。

5. 支原体肺炎和衣原体肺炎有哪些症状?

支原体肺炎是由肺炎支原体感染引起的呼吸道和肺部的急性炎症,常同时有咽炎、支气管炎和肺炎。约占各种原因肺炎的 10%。主要通过呼吸道传播,以儿童和青年人居多。潜伏期为 2~3 周,主要是乏力、咽痛、头痛、咳嗽、发热、食欲不振、腹泻、肌肉痛、耳鸣等;肺外表现如皮肤斑丘疹和红斑常见。多数病例可自愈,早期使用抗生素可减轻症状和缩短病程。

衣原体肺炎是肺炎衣原体引起的急性肺部炎症,常在聚居场所的人群中流行,3 岁以下的儿童患病较少。年老体弱、免疫力低下者容易被感染且易于反复。症状和支原体肺炎相似,但相对较轻。

6.哪些病毒引起病毒性肺炎?

病毒性肺炎是由上呼吸道病毒感染向下蔓延所致,常见的病毒为甲型流感病毒、乙型流感病毒、腺病毒、副流感病毒、呼吸道合胞病毒和冠状病毒等,免疫抑制的患者容易感染疱疹病毒和麻疹病毒,骨髓移植和器官移植的患者易感染疱疹病毒和巨细胞病毒性肺炎。患者可同时受一种以上的病毒感染,常继发细菌感染,免疫抑制者还容易继发真菌感染。

呼吸道病毒可通过飞沫与直接接触传染,传播迅速而广泛。近年来变异的病毒不断出现,产生暴发流行,如冠状病毒所致严重急性呼吸综合征(SARS)、新型冠状病毒肺炎(COVID-19),H_1N_1病毒所致甲型流感,H_5N_1病毒致人感染高致病性禽流感病毒性肺炎,近年来又获得 H_9N_2、H_7N_2 和 H_7N_3 亚型禽流感病毒感染人类的证据。

7.什么是肺真菌病? 有什么特点?

真菌多在土壤中生长,真菌孢子(真菌的主要繁殖器官)在空气中飞扬,被吸入到肺部可引起肺部真菌病;有些真菌就寄生在人体,当抵抗力低下时,可引起感染;体内其他部位真菌感染,也可经淋巴或血液到达肺部,称为继发性肺真菌感染;当肺部疾病长期使用抗生素者,导致菌群失调,会使真菌大量生长造成真菌性肺炎。

近年来,由于广谱抗生素、糖皮质激素、细胞毒性药物及免疫抑制剂的广泛应用,器官移植的开展,以及免疫缺陷病如艾滋病的增多等,肺真菌病有增多的趋势。肺真菌病 X 射线表现无特征性,临床表现无特异性,所以诊断时必须综合考虑,病理学诊断是其金标准,可以通过纤维支气管镜取或肺穿刺活检取病变组织,查到真菌可确诊。

肺真菌感染抗生素治疗是没有效果的,如果是因为长期使用抗生素治疗肺部感染引起菌群失调,导致的肺部真菌感染,还要及时停止抗生素的应用,医生会根据病情使用抗真菌药,比如氟康唑、伊曲康唑、两性霉素 B、伏立康唑等。

8. 什么是肺念珠菌肺炎？有什么特点？

是肺真菌病的一种，又称支气管肺念珠菌病，是由白念珠菌或其他念珠菌感染引起的急性、亚急性和慢性下呼吸道真菌病。念珠菌有黏附黏膜组织的特性，白念珠菌尤甚，其致病性也更强，可引起休克。临床表现为两种类型，支气管型和肺炎型，也是疾病发展的两个阶段，也就是说第一阶段感染支气管，进一步感染发展到整个肺部，支气管型表现为阵发性刺激性咳嗽，白泡沫塑料状稀痰，病情进展痰液黏稠如糨糊状，发展至肺炎型可呈胶冻状。

9. 什么是肺曲霉病和肺隐球菌病？有什么症状？

肺曲霉菌和肺隐球菌病分别是肺真菌病的两种类型。肺曲霉菌可由多种曲霉引起，烟曲霉为主要致病菌。这种霉菌常定植在上呼吸道，人体免疫力的高低直接影响临床表现，免疫力正常发生相应的过敏性肺炎，免疫力极度低下时，可导致侵袭性肺曲霉病。临床分为侵袭性肺曲霉病、气管支气管曲霉病、慢性坏死性肺曲霉菌和变应性支气管肺曲霉病4种类型。常见症状有咳嗽、胸痛、咯血、发热和乏力等。

肺隐球菌病是由于吸入环境中的新隐球菌导致，多发生于免疫抑制如艾滋病患者，约20%发生于免疫功能正常的健康人。新隐球菌属于酵母菌，广泛存在自然界，临床症状轻重不一，可毫无症状，轻者有发热、干咳、乏力和体重下降，偶有咯血；重者有气急和低氧血症。

10. 什么是新型冠状病毒肺炎？

新型冠状病毒肺炎（简称新冠肺炎）是一种新近被发现的病毒造成的肺部感染，这种病毒长的像是戴了一个帽子，所以叫作冠状病毒，具有很强的传染性（图3-3）。已知感染人类的冠状病毒有6种，2003年肆虐中国的非典大家记忆犹新，就是由于一种冠状病毒感染造成的，大名叫严重急性呼吸综合征冠状病毒，英文名SARAr-CoV；还有一个最早在遥远的中东地区被发现，叫中东呼吸综合征冠状病毒，英文名MERS-CoV。这两个冠状病毒界的大佬,都因传染性强、致死率高而"恶名远扬"。而此次感染的病毒一出现就震惊了全世界,以惊人的速度迅速在全世界范围内蔓延,感染的人数急速递增,虽然各国政府和民众采取了很多措施和方法克服,在此微小的病毒面前,人类再一次感受到了巨大威胁。

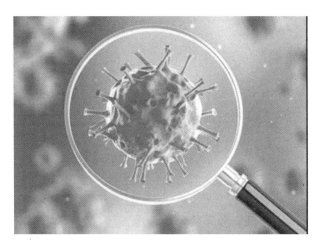

图3-3　新冠肺炎

11.新冠病毒是怎么传染上的?

新冠肺炎是一种传染病,传染病最重要的特征之一就是传染源-传播途径-易感人群,传染源目前最主要的是新冠病毒感染的患者,还有一部分人群感染了病毒,但自己并不发病,称为无症状感染者,后者造成的传染会更加隐匿。

感染者打喷嚏和咳嗽,呼吸道喷出的飞沫和气体含有病毒,并且病毒能在空气中存活几个小时,这个时候如果被其他人呼吸到含有病毒的空气和飞沫,就会导致新的感染。还要一部分是因为密切接触了感染者,造成了感染。

目前的研究显示,人群普遍容易感染新冠病毒。

12.新冠病毒感染通常需要做哪些检查?

怀疑得了新冠肺炎,首先要做3个方面的检查:血液检查、胸部CT和咽拭子查病毒检查。血液检查常出现白细胞正常或减少，淋巴细胞减少，多数C反应蛋白和红细胞沉降率升高。CT检查早期多发小斑片影及间质改变，进展期双肺多发磨玻璃影。

患者的鼻咽拭子、痰、下呼吸道分泌物和血液、粪便等可检测新型冠状病毒，咽拭子核酸通常是确诊的依据。

13. 怎样做到早发现、早诊断?

一般病毒感染后有一个潜伏期，1～14天，大多在3～7天。很像是呼吸道感染，伴有发热、干咳和乏力，少数人会有打喷嚏、流鼻涕、咽喉痛、肌肉痛和腹泻等表现。重症患者1周内就会出现呼吸困难和低氧血症，严重者快速进展为休克和多器官衰竭等。

传染病的诊断要有流行病学史，也就是传染源的接触史，一般指14天以内到过流行地区或与感染者有接触的情况，这时即便没有症状也应主动及早到医院进行检测。当出现呼吸道症状应尽快到医院检查，早发现，早诊断，早隔离治疗，不可对医生隐瞒，以免影响诊断，否则会因为隐瞒病情导致传染病流行而触犯法律。

14. 隔离真的能"憋死病毒"吗?

构成传染病的重要环节包括传染源-传播途径-易感人群，切断这三者之间的任意一环，就能起到中断传播的作用。隔离的目的就是将病毒困顿在原生宿主中，切断了传播途径，不造成新的感染，那随着感染人群的缩小，感染就会越来越少，最终将病毒"憋死了"。

15. 居家隔离应该注意什么?

居家隔离医学观察者应选择家庭中通风好的房间，避免使用中央空调，多开窗通风但房门应关闭，需要开门时先开窗通风。在房间可以不戴口罩，但离开房间必须戴口罩，戴口罩前后应洗手。尽量不与其他家庭成员或室友接触，保持1米以上的距离，生活用品与其他人必须分开。咳嗽时用纸巾遮盖口鼻，不随地吐痰，垃圾桶应专人专用并带盖。用过的物品及时清洁消毒。每天量体温并记录。保证充足的休息和营养。当出现发热和呼吸道症状时及时联系隔离工作人员。

16. 新冠病毒的疫苗要不要打?

中国的疫情在政府和民众努力下,很快得到了控制,大部分人都被保护得很好,没有感染新冠病毒。但是由于全世界大部分地区疫情的发展,还有少数无症状的带毒者,新冠病毒很可能会在人群中长期存在,隐匿存在。所以对于没有抗体的人,最好做好预防,那么新冠病毒的疫苗就是一个很好的选择,但是鉴于目前疫苗还在研发之中,我们要继续做好自我防护,"静待花开",择以时日接种疫苗。同时要注意的是:由于目前新冠病毒存在变异,接种疫苗不意味着就完全安全了。我们还是要坚持戴口罩、勤洗手、合理膳食增加营养、锻炼身体增强体质,保护好自己和家人不受病毒感染的困扰。

17. 怎样预防肺炎?

预防肺炎要注意规律作息,加强体育锻炼,均衡饮食,增强体质,避免受凉感冒等;减少患肺炎的危险因素如吸烟、酗酒等。年龄大于65岁可注射流感疫苗,65岁左右但有心血管疾病、肺疾病、糖尿病、酗酒、肝硬化和免疫抑制者可注射肺炎疫苗。

18. 肺炎患者怎样做好自我护理? (视频:肺炎患者的护理)

肺炎患者常常发生高热,出汗多带走大量的水分和营养;有时还伴有胸痛,患者比较痛苦,良好的照护可以减轻症状,增加患者的舒适感,增强食欲,促进康复,以下几个方面是照护和预防肺炎的护理重点。

肺炎患者的护理

(1)肺炎患者出现高热,这时要多喝温水,体温超过38.5 ℃时,可以使用冰袋冰敷额头、腋下、大腿窝等,但是不能冷敷胸腹部和脚心。出汗较多时应勤换衣物被褥。

(2)一定要戒烟,房间要经常开窗通风,保持空气清新;要重视口腔的卫生,咳痰后要记得漱口。

(3)有的肺炎患者会有侧胸痛,呈针刺样,随着咳嗽或深呼吸加剧。要注意卧床休息,体位以患者感觉舒适为主,可采取放松肌肉和缓慢呼吸以缓解疼痛,胸痛明显的可遵医嘱给止痛药。

(4)春冬换季时也是肺炎患者的高发期,多关注天气情况,随天气变化增减衣服,此时一定要注意保暖,室内的温度最好保持在 18 ~ 20 ℃,因为这个温度使人体最舒适,避免过冷或过热,每天开窗通风,使空气流通,并保持空气的相对湿度在 50% ~ 60%。

(5)适当的锻炼,充足的睡眠,增强免疫力的同时有助于保持乐观的情绪,避免忧郁、焦虑、紧张等不良情绪的影响。

(6)注意以高营养、富含维生素、清淡易消化饮食为主。可食用蔬菜、水果、瘦肉、猪肝、蛋、豆制品和牛奶等,营养要均衡,适当减少脂肪类食物的摄入,避免辛辣、油腻的食物。患病期间禁饮酒,肺炎患者适量多饮水和进食水果,对疾病的康复是有利的。

(周诗扬　凡翠华　常晓旭)

(五)肺脓肿及支气管扩张

1. 肺脓肿是怎样形成的?

肺脓肿是由于细菌感染引起的肺部化脓性炎症。肺脓肿形成的原因常见于以下 3 种。

(1)吸入性肺脓肿:病原体经口、鼻吸入而致病;在患有鼻窦炎和牙槽脓肿时分泌物增多,也可吸入发病。常为单发,且发病部位与吸入时的体位有关,例如,右侧总支气管较左总支气管陡直,管径大,直立位时易吸入;在患者仰卧位时,好发于上叶后段或下叶背段;坐位时误吸好发下叶后基底段;右侧位时,好发于右上叶前段或后叶,形成脓胸。

(2)继发性肺脓肿:继发于细菌性肺炎、支气管扩张、支气管囊肿或肺结核空洞感染等;肺邻近器官的化脓性病变穿破至肺可形成肺脓肿。

(3)血源性肺脓肿:由于生理的原因,肺与全身的血液和淋巴相通,容易发生转移性感染。皮肤外伤感染如疖、痈、骨髓炎所致的败血症,脓毒菌栓经血液播散至肺,引起肺脓肿。所以即便是当皮肤发生疖、痈时,也不能大意,要及时治疗处理,以免细菌播散到肺部形成脓肿(图3-4)。

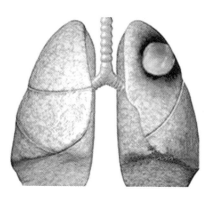

图3-4　肺脓肿

2.肺脓肿有什么典型症状?

肺脓肿的典型症状包括:

(1)发热:一般急起寒战、高热,体温可达39 ℃以上,伴有食欲减退、浑身无力、精神萎靡等全身症状。

(2)咳嗽、咳痰:开始咳黏液痰或黄脓痰,随着感染的加重,可咳出大量脓臭痰,每日可达数百毫升,痰液静置后分层是本病的典型症状之一,上层为泡沫,中层为黏液,下层为坏死组织;有时痰中带血或中等量咯血。

(3)胸痛:病变累及胸膜会出现胸痛,与呼吸运动有关,比如深呼吸时刺激到胸膜会感觉到胸痛,若脓肿破溃入胸腔,会出现急性胸痛和呼吸困难症状。

3.肺脓肿需要做哪些检查?

肺脓肿要尽快确诊治疗,以免脓腔继续发展扩大不易控制,通常需要做以下几项检查。

(1)血液检查:白细胞升高,急性期可达到$(20\sim30)\times10^9$/L,中性粒细胞在90%以上;慢性患者白细胞可正常或稍高,红细胞和血红蛋白减少。

（2）X 射线检查或者 CT 检查：明确肺脓肿的部位和范围。

（3）纤维支气管镜检查：可取抽吸到的痰液标本做细菌培养和药敏试验，有助于明确病因和治疗；同时可抽吸脓液并向脓腔注入药物治疗；如果发现有气管内异物可取出；还可取标本做病理检查确诊病因。

4. 肺脓肿患者脓液引流的方法有几种？

肺脓肿就好比身体内部的长的"脓疮"，单依靠身体吸收掉这些脓液是很困难的，将脓液这些"脏东西"排出体外才有利于疮口康复，脓液引流是提高疗效的有力措施。所以要鼓励肺脓肿患者咳嗽、咳痰，痰液黏稠不易咳出者多饮水，可用祛痰药或生理盐水雾化吸入或者口服祛痰药和支气管扩张剂，以利于痰液排出；身体状况好可以采用体位引流的方法引流脓液；经纤维支气管冲洗及吸引是迅速而有效的方法，目前临床比较常用，通常根据患者脓液产生的速度、身体的耐受情况而定，一般一周做一次。

5. 什么是支气管扩张？病因有哪些？

支气管扩张顾名思义就是支气管的"扩张肿大"，大多继发于急、慢性呼吸道感染和支气管阻塞后，反复发生支气管炎症，致使支气管壁结构破坏，引起支气管异常和持久扩张，扩张的地方更加容易集聚痰液和脓液，狭窄又使得脓液不容易排出，容易造成反复的感染。CT 检查可以看到整个肿大的支气管或者像"葫芦串"状的一段一段扩张的支气管。此病多见于儿童和青壮年。

支气管扩张的原因很多，主要是因为支气管-肺感染和支气管阻塞两大原因。常见的婴儿百日咳、麻疹和支气管肺炎是最常见的感染因素。因此婴幼儿患这些疾病时一定要及时彻底治疗，以免以后容易并发支气管扩张。

弥漫性支气管扩张常发生于有遗传、免疫或解剖缺陷的患者，如囊性纤维化、纤毛运动障碍、严重的 α_1 胰蛋白酶缺乏、低免疫球蛋白血症、免疫缺陷、巨大气管-支气管症、软骨缺陷和变态反应性支气管肺曲霉病等；局部支气管扩张可源于未治疗的肺炎或阻塞。

6. 支气管扩张有哪些表现?

　　主要表现是持续或反复的咳嗽、咳痰或咳脓痰,感染加重可有发热和大量脓痰,多数患者出现反复咯血甚至大咯血。将痰液静置于玻璃瓶中,数小时后分为3层:上层为泡沫,中层为黄绿色混浊脓液,下层为坏死组织沉淀物(图3-5)。

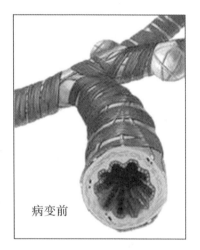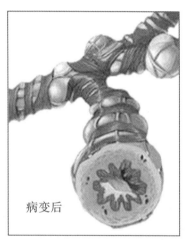

病变前　　　　　　　病变后

图3-5　支气管扩张

7. 怎样预防支气管扩张?

　　支气管扩张是支气管炎症反复感染后导致的后果,所以从源头控制支气管炎症是预防的重要措施,要从以下几个方面做好。

　　(1)戒烟。

　　(2)治疗基础疾病,比如肺部感染,及时根据致病菌培养及药敏试验应用抗生素控制感染;肺结核伴支气管扩张,积极治疗肺结核。

　　(3)预防呼吸道感染,可应用肺炎球菌疫苗和流感疫苗预防和减少发作。

　　(4)积极预防和控制婴儿百日咳、麻疹和支气管肺炎,如注射疫苗。

　　(5)康复锻炼也有助于保持肺功能。

8.肺脓肿患者的护理有哪些?(视频:肺脓肿患者的护理)

肺脓肿患者的护理

肺脓肿患者脓液的及时排出非常关键,可以使脓腔缩小,促进尽快愈合;肺脓肿患者多发高热,故身体的消耗非常大,因此发热时要做好护理,及时补充营养,护理要点包括以下几点。

(1)肺脓肿患者注意每天测量并记录体温的变化。高热指人体体温超过38.5 ℃,这时应卧床休息以减少氧耗量,可以用冰袋冷敷、温水擦拭身体等方法降温,或遵医嘱用药物降温。因发热会丢失较多的水分与盐,要给患者多喝水,可以在温开水里加一点盐。同时应适当开窗通风,保持室内空气流通。

(2)因发热导致食欲下降,饮食宜清淡、容易消化,同时营养要充足以补充身体的消耗,选择优质的蛋类、肉类、鱼肉、牛奶和豆制品,烹饪时避免油腻辛辣刺激,炖煮的食物可同时补充营养和汤水,是不错的选择。新鲜蔬菜、水果可补充维生素,必不可少。

(3)多喝水,心脏和肾脏没有问题的话,每天喝一暖瓶水,目的是使痰液稀释,顺利排出。

(4)鼓励患者咳嗽咳痰,经常活动或变换体位,咳嗽时取半坐位或坐位,做深呼吸1~2次后,在深吸气后用力短促咳嗽2次,将脓痰从肺深部咳出。每天将患者所咳痰液集中在一个带盖的透明痰杯里,仔细观察痰液量、气味、颜色,静置后看是否出现分层,并详细记录。痰杯可以每天用开水清洗消毒干净。当咯出的痰中带血时,要及时报告医生进行处理。

(5)如果患者痰液黏稠不易排出,可遵医嘱用祛痰药雾化吸入,也可以经常为患者轻拍背部,帮助患者咳痰。必要时给予吸引器吸痰。

(6)若患者痰量不多,但是高热、缺氧等症状严重,可能是脓液积聚,这时要积极设法排痰。通过支气管镜将患者肺深部的脓液、痰液吸出,能够迅速解除患者大量脓痰的问题。

(7)体位引流,是利用重力作用使呼吸道分泌物流入气管、支气管,排出体外,是一种重要的治疗手段。但是对于年老体弱、呼吸困难明显、高热、咯血期间的患者不宜使用。具体方法请参考本书相关内容。

(8)肺脓肿患者高热时间长,口腔干燥,咯脓痰时有大量细菌,容易诱发口腔炎和溃疡;同时大量抗生素的应用,容易导致菌群失调诱发真菌感染,所以口腔的卫生很重要。晨起、睡前、进食后漱口或刷牙,每次咯痰后要漱口。

关于肺脓肿患者的护理,以下健康口诀送给您:

注意口腔卫生,漱口、饮水、咳痰很简单。

保证少食多餐,维生素 B₂、维生素 K、饮食要清淡。

利用体位引流,翻身、叩背、效果较明显。

避免肺部感染,用药、戒烟、脓肿会遥远。

9. 支气管扩张患者的护理有哪些?

支气管扩张的患者和肺脓肿的患者在护理上比较接近,包括及时排出痰液,发热的护理和增加营养,但是支气管扩张患者有时会并发咯血,因此要注意有没有咯血的发生,及时报告医护人员采取止血措施,防止因大咯血而窒息等。

(1)一般护理:大咯血绝对卧床,患侧卧位;营养丰富,均衡饮食,多吃优质的肉类、蛋类、奶制品和豆制品,多吃新鲜蔬菜和水果补充维生素。每天饮水 1 500 毫升以上。

(2)病情观察:咳痰、咯血的颜色、性质、量,发现咯血及时报告医生处理。

(3)促进排痰的护理:学会体位引流和有效咳痰;及时将痰咯出,以免引起窒息。当痰多不易咯出时,报告医护人员处理,可以遵医嘱用祛痰药。年老体弱、肺功能不全者慎用镇静镇咳药。

(4)需要做纤维支气管镜检查、支气管造影检查的,要解除思想顾虑,及时做好配合。

(5)预防窒息:避免屏气;医护人员床旁会备好急救设备;当发现窒息先兆:立即头低脚高45°俯卧位,清除血块,机械吸痰,高浓度吸氧,气管插管或气管切开。

(6)心理护理:与患者多沟通交流,鼓励、陪伴、安慰患者。

(冯素萍　周诗扬　张爱红)

（六）肺源性心脏病及肺性脑病

1. 什么是肺源性心脏病？分几种类型？

俗话说"心肺不分家"，心和肺每时每刻都在承担着重要的生命任务，心脏为全身各处组织细胞送去含氧的血液，这些血液经过组织、器官的利用后，沿着另一条路——"静脉"，逐级回到心脏，先流入右心房，然后进入右心室；血液随后从右心室进入肺动脉，被输送到肺，肺将血液"氧化"后，再经肺静脉流回左心房，然后进入左心室，心脏再将含有氧的血液从左心室泵到全身，如此反复循环，永不停歇，直到生命的尽头。没有心脏和肺这个系统的密切配合，生命将出现各种问题甚至无法延续。

心脏和肺的工作需要高度配合，所以也常常相互影响，一个系统出问题，会影响另一个系统的正常工作。肺源性心脏病是由于支气管–肺组织、胸廓或肺血管病变导致的肺血管压力增加，产生肺动脉高压，引起右心室结构和（或）功能改变的疾病。简单来说就是由于呼吸系统疾病所累导致的心脏病。

肺源性心脏病可分为急性和慢性，急性常见于大面积的肺栓塞，慢性是呼吸系统常见病，我国大多数肺源性心脏病患者是在慢性支气管炎、肺疾病的基础上发生的，尤其是慢性阻塞性肺疾病。肺心病最容易发病的季节是冬春季或季节更替的时候。

2. 引起肺心病的病因是什么？

肺心病根据不同的原发病可分为4类。

（1）支气管肺疾病：以慢性阻塞性肺疾病最多见，其次为支气管哮喘、支气管扩张、肺结核和间质性肺疾病等。

（2）胸廓运动障碍性疾病：如严重胸廓或脊椎畸形、神经肌肉疾病，引起胸廓活动受限、肺受压、支气管扭曲或变形，导致肺功能受损，气管引流不畅，肺部反复感染，并发肺气肿或纤维化等。

（3）肺血管疾病：如特发性肺动脉高压、慢性栓塞性肺动脉高压和肺小动脉炎等,可引起肺血管压力增加,肺动脉压升高,右心室负荷加重,发展成慢性肺心病。

(4)其他:如原发肺泡通气不足、先天性口咽畸形、睡眠呼吸暂停低通气综合征等均可发展成肺心病。

3. 肺心病患者早期有哪些症状?

早期又称肺心功能代偿期,也就是说此时心、肺已经有问题了,但心脏和肺加把劲尚能坚持"正常工作",会表现为咳嗽、咳痰、气促,活动后心悸、呼吸困难、乏力和劳动耐力下降,发生感染时这些症状更重;可因缺氧有不同程度的嘴唇、指甲和皮肤发绀,部分患者出现颈静脉充盈甚至怒张。

4. 肺心病患者中、晚期有哪些典型症状?

中、晚期又称肺心功能失代偿期,这时候心脏和肺都已经出现严重问题,无法胜任工作,主要有呼吸衰竭和右心衰竭两大症状(图3-6,表3-2)。

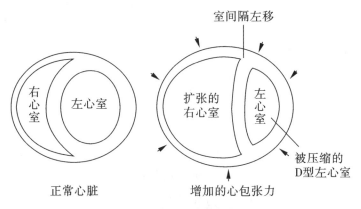

图3-6 右心室容量超负荷

表 3-2　肺心功能失代偿期的分类

呼吸衰竭	右心衰竭
(1)呼吸困难加重,夜间为主,伴有头痛、失眠、食欲下降、白天嗜睡,甚至出现表情淡漠、神志模糊、谵妄等肺性脑病的症状	(1)明显气促、心悸、食欲不振、腹胀、恶心等
(2)发绀明显,球结膜充血水肿,甚至出现颅内高压的表现	(2)颈静脉怒张,心率增快,心律失常,肝区疼痛,下肢水肿,重者可有腹水,少数可出现肺水肿及全心衰竭
(3)可因高碳酸血症引起周围血管扩张,导致皮肤潮红和多汗	

5.患肺心病常见的并发症有哪些?

肺心病并不是只影响到肺和心脏,这两大主要系统出问题,如果治疗不及时,进一步发展会影响全身各个系统和脏器,常见的并发症有肺性脑病、酸碱失衡及电解质紊乱、心律失常、休克、消化道出血、弥散性血管内凝血、深静脉血栓形成等。

6.肺心病患者的居家护理要点有哪些?（视频:肺心病患者的护理）

肺心病患者的护理

肺心病兼具呼吸系统和心血管系统两类疾病的特点,最容易发病或加重的季节是冬春季和季节骤变的时候,因此平时做好护理,提高生活质量,预防呼吸道感染,减轻心、肺负担,特别是季节变化时要注意防止病发很关键,平时的护理要从以下几个方面入手。

(1)预防和控制呼吸道感染,必须戒烟,平时注意保暖,季节变化及时添加衣物,防止受凉感冒。经常开窗通风保持室内空气清洁,去人多的地方注意戴口罩。一旦发生呼吸道感染要及时就医,遵医嘱使用抗感染药物,控制呼吸道的感染是避免肺心病急性加重的关键。

(2)保持呼吸道通畅:患者应及时咳出痰液,疏通呼吸道,改善肺泡通气。如果病情严重无力咳出痰液,要及时给予吸痰。病情稳定时鼓励患者练习深呼吸、咳嗽,可采取胸部叩击,体位引流,雾化吸入祛痰药物等方式帮助排痰。

（3）休息与活动指导：在病情发作时，应绝对卧床休息，可以采取半卧位或坐位，有利于促使心、肺功能恢复，减慢心率和减轻呼吸困难，对于卧床休息的患者，应定时翻身，变换姿势，避免压疮的发生。肺心病患者出现下肢水肿的，注意抬高肿胀的肢体，避免受压。病情稳定期鼓励患者进行呼吸功能锻炼，如缩唇式呼吸、腹式呼吸和呼吸操，提高活动耐力。根据患者的体能，遵循循序渐进、量力而行的原则，鼓励患者适当的活动，活动量以患者不感疲劳，症状不加重为度。如散步、打太极拳。

（4）发作期遵医嘱吸氧，病情稳定后可实施家庭氧疗，持续低流量、低浓度吸氧，氧流量每分钟 1～2 升，浓度为 25%～29%，经鼻导管持续吸入，吸氧的时间应在 15 小时以上。注意不可自行将氧流量调大，以免加重二氧化碳潴留，导致肺性脑病。

（5）营养要充分，进食高质量的瘦肉、蛋类和鱼类等食物，富含维生素的新鲜蔬菜，少吃含糖量高的食物和容易产气的豆浆、牛奶等，不吃辛辣刺激、引起便秘的食物。腹胀期间可少量多餐，吃容易消化的面条、馄饨、肉汤等软物或流质食物。但要注意控制汤的量，少食多餐，以免增加心脏负担。

（6）一定要适量饮水，水多了会加重心脏负担；水肿患者，要限制饮水及盐的摄入。每天排出身体的水量，不少于饮食摄入的水量，以免加重心脏负担。在院时输液的总量要根据病情控制，输液速度不宜过快，以 20～40 滴/分为宜。

（7）按照医嘱定时服药，坚持吸入剂的应用。

（8）注意观察，如有不适，如体温升高、呼吸困难加重、咳嗽不畅、尿量减少、水肿明显或发现患者神志淡漠等及时就诊，避免病情进一步发展。

7. 什么是肺性脑病？

肺性脑病是由于呼吸衰竭所致缺氧、二氧化碳潴留引起的神经精神障碍综合征。就是说由于肺部疾病的问题，导致身体缺氧，以及二氧化碳不能排出而蓄积在体内。缺氧尚可通过吸氧来补充，而二氧化碳的蓄积不容易排出体外，且对身体的危害甚至更大，人的大脑对二氧化碳最是敏感，当二氧化碳潴留到一定程度,会影响大脑的功能,产生相应的症状,主要表现为神志淡漠、肌肉震颤、间歇抽搐、昏睡,甚至昏迷等。

8.肺性脑病有哪些早期症状?

患者早期往往有失眠、兴奋、烦躁不安、白天嗜睡等症状,还可表现为木僵、视力障碍和球结膜充血水肿及发绀等,球结膜充血水肿是早期的特征性表现,可见患者出现"泪光闪闪"征象。

对于慢性呼吸系统疾病如慢阻肺的患者,可以通过查血气分析了解体内二氧化碳的量进行预判,在肺性脑病发生之前,早点治疗和干预。但是有些地方没有条件查血气分析,这时候要注意观察患者的症状,有没有眼睑红肿现象,当患者出现夜间兴奋失眠、白天嗜睡,或者烦躁不配合时,不要误以为是情绪问题和性格改变,这时要考虑到可能是肺性脑病的早期症状,及时告知医护人员处理。

9.怎样预防肺性脑病?

肺性脑病的发病机制目前尚未完全明了,但是目前认为低氧血症、二氧化碳潴留和酸中毒3个因素共同损伤脑血管和脑细胞是最根本的发病机制。因此从源头预防是关键。

(1)积极治疗原发病,预防感染,防止发生呼吸衰竭。慢性呼吸衰竭的加重,呼吸道感染是最常见诱因,一旦发生要及时治疗,防止病情的进一步发展。

(2)慢阻肺和Ⅱ型呼吸衰竭的患者,给予长时间吸氧,但要严格控制吸氧流量,每分钟1~2升,防止二氧化碳潴留、蓄积引起肺性脑病。有条件者,定期查血气分析,当出现二氧化碳增高和酸中毒时,及时采取进一步的治疗措施。

(3)对于呼吸系统疾病患者出现性格改变、暴躁、情绪反常,谨慎使用镇静剂,因镇静剂会加重病情,诱发肺性脑病。

(4)掌握专业知识,及时发现肺性脑病的早期症状,及早发现,及早干预。

(周诗扬　崔春艳　王　莉)

(七)气胸

1.什么是气胸？

胸膜腔是不含气体的密闭腔隙,由脏层胸膜和壁层胸膜所围成,脏层胸膜紧贴于肺脏,壁层胸膜紧贴于胸壁。胸膜腔左右各一,互不通气,内仅有少量浆液,呼吸时减少摩擦,起到润滑的作用,胸膜腔内负压低于大气压。气胸是指胸膜破裂,气体进入胸膜腔,造成积气。胸膜腔积气的直接后果就是压缩肺,造成肺无法正常"工作"(图3-7)。

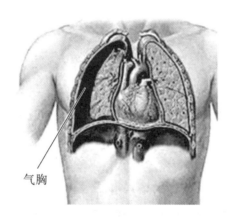

气胸

图 3-7　气胸

2.发生气胸的原因有哪些？

正常情况下胸膜腔内是没有气体的。以下3种情况会导致气胸。

(1)自发性气胸:是由于肺组织及脏层胸膜突然自发性破裂引起胸腔积气,比较"偏爱"瘦高体型的男性青壮年。主要是因为一部分瘦高的男孩子发育时生长较快,肺泡弹力纤维发育不良,肺泡弹性相对较差,容易破裂。瘦高男虽然比较帅,但是平时进行体育锻炼和用力活动时要注意把控力度,如果瘦高男在剧烈咳嗽或用力过猛后出现胸痛和呼吸困难,要警惕发生自发性气胸的可能,特别是已经发生过一次自发性气胸的,再次发生的可能性仍然比较大,要及时到医院就医。

（2）继发性气胸：因支气管和肺部疾病引起的气胸，如肺结核、慢性阻塞性肺疾病、肺癌、肺脓肿、肺气肿、肺尘埃沉着病等；航空、潜水作业无适当的保护措施，突然从高压环境进入低压环境，或者使用呼吸机通气压力过高时，均可发生气胸。

（3）创伤性气胸：因外伤引起胸部穿透伤、钝伤，以及穿刺、外科手术导致的气胸。

剧烈咳嗽、抬举重物用力过猛、屏气、用力解大便甚至大笑等常是促使气胸发生的诱因，特别是瘦高体型的男青年，肺部有基础疾病的患者，要注意避免这些诱发因素。

3. 气胸分哪几种？有什么症状？

根据胸膜发生破裂情况不同，以及对胸腔内压力的影响，气胸通常分为3种类型。

（1）闭合性气胸：多为肋骨骨折的并发症，骨折断端刺破肺表面，空气进入胸膜腔，继而闭合，气体不再进入胸膜腔，其后果是抵消胸膜腔内负压，使伤侧肺萎缩。

（2）开放性气胸：多由锐器造成胸部穿透伤，胸膜腔经伤口与外界相通，致使空气可随呼吸自由出入胸膜腔。

（3）张力性气胸：又称高压性气胸，伤道多为较大肺泡的破裂或支气管、肺的破裂口，裂口与胸膜腔相通，且形成单向的活瓣。呼吸时空气只能进入胸腔而不能排出，致使胸膜腔内压力不断增高。胸膜腔内高压致使伤侧肺逐渐萎缩，并迫使纵隔（内包含心脏）向健侧移位，健侧肺也受到挤压，从而产生呼吸与心脏功能严重障碍。由于胸膜腔高压，积气被挤入纵隔并扩散到皮下组织，患者会形成颈部、面部、胸部等处皮下气肿。

气胸典型症状为突发性胸痛，继之有胸闷和呼吸困难，并可有刺激性咳嗽，这种胸痛常为针刺样或刀割样，持续时间很短暂；刺激性干咳因气体刺激胸膜腔所致，大多数起病急骤；随着肺压缩程度的加重，呼吸困难会逐渐加重。气胸量大或伴有肺部原有病变者比如慢阻肺患者，呼吸困难会很明显。

一般情况下闭合性气胸较开放性气胸危害程度轻,张力性气胸如果不能及时排气,气体只能进不能出,胸腔内压力持续增加,引起伤侧肺萎缩、纵隔、心脏和大血管位置偏移,会导致心律失常、血压下降和呼吸衰竭而危及生命。

在战场上,这一点也被利用来提高杀敌效果,比如刺刀的末端是有棱的,这个棱是为了在士兵使用这种兵器刺入敌人胸腔的同时,有棱的空间使得空气短期内大量进入敌人的胸腔,造成敌方士兵张力性气胸和肺萎缩,很快导致重伤和死亡,大大提高了战斗效果。出土文物显示,在战国时代,秦国就已经使用了这种兵器,这使得秦国的战斗力大大提高,这种当时残忍的"高科技武器"也为秦始皇一统六国"打下一定的基础"。

4.气胸的治疗方法有哪些?

根据气胸发生原因、气胸的量和有无持续进入的气体,其治疗不尽相同,一般遵循以下原则。

(1)小量气胸可于1~2周自行吸收,无须治疗,但要注意观察病情的变化;大量气胸需行胸膜腔穿刺抽气,必要时行胸膜腔闭式引流术,以促进肺及早复张。

(2)对于开放性气胸,首先应闭合伤口,使开放性气胸变为闭合性气胸,然后按闭合性气胸处理,必要时行剖胸探查。

(3)张力性气胸,一般需要尽快处理,在危急的情况下可用一粗针在伤侧第2肋间锁骨中线处穿刺胸膜腔排气,以降低胸膜腔内压力。然后行胸膜腔闭式引流术,必要时行剖胸探查。

(4)紧急处理的同时,要预防及处理并发症,如给予吸氧、有休克的先纠正休克、应用抗生素预防感染等。

5.怎样护理气胸患者?（视频:气胸患者的护理）

一般护理:卧床休息,吸氧,避免受凉咳嗽,饮食上注意保持大便通畅,防止用力大便诱发加重气胸。

气胸患者的
护理

6.气胸患者出院以后应注意什么?

(1)避免抬举重物、剧烈咳嗽、屏气。

(2)饮食应清淡富含纤维素:如小麦、玉米、大豆、黑豆、菠菜、芹菜、萝卜、苹果、梨、香蕉、西瓜、葡萄、猕猴桃等,保持大便通畅。

(3)劳逸结合,在气胸痊愈的 1 个月内,勿剧烈活动,如打球、跑步等。

(4)保持心情愉快,避免情绪波动。

(5)戒烟。

(6)若出现突发性胸痛、胸闷、气急等症状时,及时就诊。

7.什么是胸腔闭式引流术? 目的是什么?

胸腔闭式引流术,又称水封闭式引流,其原理是胸腔引流管的下端置于引流瓶中生理盐水水面下方,利用水的作用,形成密闭的不与空气直接相通的,且能维持单一方向的引流,避免逆流,以重建胸膜腔负压。简单来说就是既能引流,又能维持稳定的胸腔压力(图3-8)。

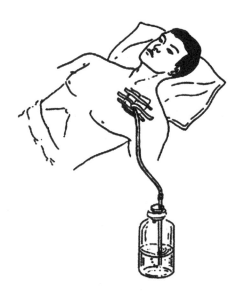

图 3-8 胸腔闭式引流术

目的是引流胸膜腔内积气、血液和渗液,重建胸膜腔内负压,保持纵隔的正常位置,促进肺复张,恢复肺功能。

8.胸腔闭式引流术有几种方式?

通常包括经皮穿刺置管、经皮切开置管或者胸部手术后常规留置引流管,医生根据病情和用途选择不同型号粗细的引流管,较细的经穿刺置入,较粗的切开皮肤置入。通常引流气体和液体的会选择较细的引流管,而引流脓液和手术后引流血液的选择较粗的引流管,以免堵塞引流管。

9.胸腔闭式引流置管的位置及要求有哪些?

根据引流目的不同,引流管的位置选择也不相同。①引流气体一般选在锁骨中线第2肋间;②引流液体一般选在腋中线和腋后线第6或第7肋间隙插管引流;③脓胸常选在脓液集聚的最低位(图3-9)。

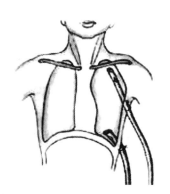

图3-9 引流管的位置

10.胸腔闭式引流术后需要注意什么?

胸腔闭式引流术后要注意保持引流装置的密闭,使得胸腔内的压力稳定,同时注意观察引流液的情况,比如量、颜色和性质的改变等,管道的护理十分重要,护理得好,利于患者尽快康复,若发生管腔堵塞甚至脱管等意外情况,则影响康复。置管后重点要做好以下几个方面的护理。

(1)患者半卧位时,摇高床头30°~50°,有利于呼吸和引流,减小切口张力,减轻疼痛。

（2）引流瓶位置低于胸部引流口平面60～100厘米，依靠重力引流，以防瓶内液体逆流入胸腔。

（3）保持引流通畅：定时挤压引流管，防止引流管受压、扭曲和阻塞。患者取半坐卧位，经常改变体位，鼓励患者咳嗽和深呼吸，以利胸膜腔内液体和气体的排出，促进肺复张。下床时应从患者术侧下床。

（4）引流瓶始终保持直立，长管没入水中3～4厘米；更换引流瓶或搬动患者时，先用止血钳双向夹闭引流管，防止空气进入；放松止血钳时，先将引流瓶安置低于胸壁引流口平面的位置；置入引流管后，用固定贴粘贴，防止引流管脱落，并在距离切口10厘米处贴上导管标识。

（5）观察记录引流情况：密切观察并准确记录引流液的颜色、性状和量；注意水封瓶长管中水柱波动的情况，以判断引流管是否通畅。一般水柱上下波动的范围为4～6厘米。

（6）若引流管从胸腔滑脱，立即用手捏闭胸壁伤口处皮肤，通知医护人员；若引流瓶损坏或引流管与引流装置连接处脱落，立即反折靠近切口处引流管，通知医护人员。

气胸患者引流气体一般不出现血性引流液，或早期因置管有很少量出血。

开胸术后留置胸腔闭式引流管，若引流液为血性，200毫升/小时，连续超过3小时，患者心率增快、血压下降，提示患者胸腔内有活动性出血。应立即报告医师，遵医嘱给予止血药物应用或行二次开胸止血手术。

11. 什么时候可以拔出胸腔引流管？

拔管要根据医生的判断，选择合适的时机，一般以下情况可以拔管：①患者生命体征稳定。②引流瓶内无气体逸出24小时后。③24小时引流量小于50毫升，脓液小于10毫升。④听诊肺呼吸音清晰，胸片显示患侧肺膨胀良好。

拔管后24小时内观察患者呼吸情况，注意有无胸闷、呼吸困难、局部有无渗液、漏气、出血、皮下气肿等。

12. 怎样避免胸腔引流管意外脱出?

胸腔引流管管理不好发生意外脱出,脱出后如果处理不及时,通过置管处皮肤会进入气体,会导致再次发生气胸,因此引流管的护理重点之一是避免导管脱出,可以从以下几个方面注意,预防脱管。

(1)注意带引流管的患者居住环境,尽量撤去患者周围不必要的设施,避免人员走动的时候意外带出引流管。

(2)引流瓶悬挂在床边,不可直接放在地面上;引流管的长度以不影响患者翻身为宜,避免扭曲。

(3)置管后在皮肤缝针固定,不要只粘贴固定引流管。

(4)向患者强调发生脱管的危害性,下床活动的患者要学会将引流管和引流瓶提起,放在腰部以下的安全位置,并且将导管尽量贴近身体,不要牵拉过长;儿童患者不要带管与其他人打闹嬉戏,以免不慎将管拽出。

(5)每天注意检查引流管:是否固定妥当,引流是否通畅,以及外露长短有无变化等。有异常情况立即报告医护人员,必要时行 X 射线透视检查。

（冯素萍　陈鲁玉）

(八)胸膜炎

1. 什么是胸膜炎?

胸膜炎是由于各种原因引起的胸膜炎症,这些原因包括感染、肿瘤、变态反应、心血管疾病和胸外伤等,多为单侧,大多数继发于肺部和胸部的病变,也可以是全身性疾病的局部表现。胸膜腔是一个潜在的腔隙,腔内有少量液体,正常为 3～15 毫升,其产生和吸收处于平衡状态,当产生过快和吸收过少时形成胸腔积液。胸膜炎分为两类,胸腔内伴液体积聚为渗出性胸膜炎,无液体积聚为干性胸膜炎。主要表现为胸痛、咳嗽、胸闷、气急,甚至呼吸困难。多见于青年人和儿童。

2. 胸膜炎常见的原因有哪些?

胸膜炎多发生于肺的基础病变,如肺炎、肺梗死、肺结核等,感染因子和刺激物质进入胸膜腔所致;细菌感染所致的胸膜炎中,结核性胸膜炎最常见,是由于结核分枝杆菌感染所致。其他引起胸膜炎的常见疾病包括癌症、类风湿性关节炎、系统性红斑狼疮、寄生虫感染(如阿米巴病)、胰腺炎、胸膜外伤(如肋骨骨折)、由气管或其他部位到达胸膜的刺激物(如石棉)、药物过敏反应等。

3. 结核性胸膜炎都有哪些症状?

结核性胸膜炎往往起病急,主要有结核全身中毒症状和胸腔积液所致的局部症状,结核中毒表现发热,可有寒战、出汗、乏力、纳差和盗汗等;局部表现为胸痛、咳嗽、胸闷、气急,甚至呼吸困难,典型的胸痛为刺痛,在呼吸和咳嗽时加重,有时向下腹部和颈肩部放射。

4. 胸膜炎主要的治疗方法有哪些?

胸膜炎的
治疗

胸膜炎是不会自愈的,得了胸膜炎之后,应尽早去医院检查病因进行规范治疗。

首先查找病因,分辨是哪一种原因引起的胸膜炎,如结核引起的胸膜炎则选择抗结核规范治疗;肿瘤引起的要治疗肿瘤;细菌感染可选择合适的抗生素,病毒感染可选择相应的抗病毒药物等。

其次是对症治疗,若积液较少可采用胸腔穿刺将积液抽吸出来,若积液较多可通过胸腔置管方式引流。

再次是激素治疗,肾上腺皮质激素与抗结核药物联用,适用于急性结核性渗出性胸膜炎,对消除全身毒性症状、促进积液吸收、防止胸膜增厚粘连有积极的治疗作用。

当结核性胸膜炎发生胸膜增厚粘连时,还会使用软化胸膜的药物,可以全身给药,也可以将药物注入胸膜腔局部给药。使增厚粘连的胸膜软化溶解,以免胸膜纤维板瘢痕机化,甚至形成钙化,像"盔甲"一样限制患者的呼吸运动。

　　胸腔引流管接引流袋,这种抗反流引流袋使用方便,易于管理和携带,且不会使引流液倒流,目前临床使用比较广泛;缺点是引流过程中看不到水柱波动,不易判断引流是否通畅,有时需要定期胸透检查,检查引流管是否在皮肤下面打折。

5.怎样护理胸膜炎患者?(视频:胸膜炎患者的护理)

　　胸膜炎患者一般病情较轻,不影响呼吸和活动,但是要注意增加营养,特别是抽胸水和带有胸腔引流管的患者,排出的引流液带有很多身体内的营养物质。胸痛的患者及时止痛,减轻不适,提高生活质量;带引流管的患者一定做好引流管的管理,防止脱出和堵塞等情况的发生。

胸膜炎患者的护理

　　(1)患了胸膜炎要尽量卧床休息,限制活动量,减少能量消耗。可以抬高床头,半卧或者患侧朝下卧位,鼓励多饮水。

　　(2)在治疗过程中,有些渗出型胸膜炎患者会胸痛,这是因为在治疗过程中,胸水减少,胸膜增厚引起的。胸痛的症状会随着病情的好转而消失。胸痛时应卧床休息,取患侧卧位,使健侧肺充分发挥代偿作用。必要时遵医嘱口服阿司匹林、消炎痛止痛。

　　(3)胸膜炎在饮食上注意多吃鸡蛋、瘦肉、淡水鱼类等蛋白质含量高的食物,多吃新鲜的蔬菜、水果,补充充足的维生素。饭前饭后漱口,增强食欲。

　　(4)胸腔穿刺后要卧床休息,胸腔内注药者要多转变体位,使药物在胸腔内均匀分布。

　　(5)胸腔置管引流的患者注意保持穿刺口敷料干燥,引流袋的高度不能高于穿刺口,防止引流液反流引起感染;引流袋每周更换 1~2 次;引流管要妥善固定,防止脱落,最好每两周做一次 X 射线透视,检查引流管有无从胸腔脱至皮下。

　　(6)鼓励咳嗽、咳痰,避免呼吸道感染,房间应每日开窗通风,规律生活不熬夜。必要时吸氧。

　　(7)患者可以多练习深呼吸和腹式呼吸,增强肺功能。

（8）胸膜炎患者可以适当活动,进行慢跑、太极拳等柔和的运动,以患者不感觉到累为标准进行活动。

（9）使用激素的注意事项见本书相关内容。

（10）使用抗结核药物要注意患者的听力和视力等药物的不良反应,定期检查肝功能。

6. 为什么做胸膜纤维板剥脱术?

结核性脓胸大多继发于结核性胸膜炎、肺结核空洞或胸膜下干酪样病灶破裂感染而引起,常有大量肉芽组织及纤维组织形成,使胸膜增厚,胸膜纤维层瘢痕机化,甚至钙化,严重的形成"盔甲胸"限制患者的呼吸,当使用药物软化胸膜效果不好时,可使用胸膜纤维板剥脱术等较理想的治疗方法（图3-10）。

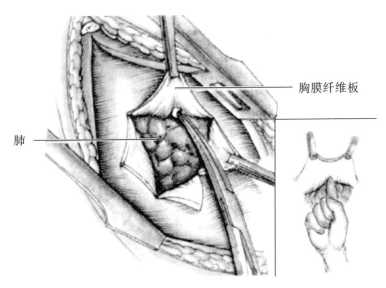

胸膜纤维板

肺

图3-10 胸膜纤维板剥脱术

7. 哪种情况下可以做胸膜纤维板剥脱术?

慢性脓胸,病程已经3个月左右,脓腔较大而肺膨胀受限;机化性血胸,病期1个月左右,肺膨胀受限。

8.胸膜纤维板剥脱术术前做哪些准备?

胸膜纤维板剥脱术在胸外科属于创伤面比较大的手术,术中、术后出血比较多,患者往往心理压力较大,因此要做好充分的术前准备工作。

(1)心理护理:大多数患者会担心手术安全及预后,常常焦虑。针对患者的担忧和焦虑,应积极疏导,医护人员耐心细致地向患者说明该手术的优点及效果,使患者树立战胜疾病的信心,解除其恐惧和忧虑,使其积极配合治疗及护理。对焦虑较重的患者,手术前一天晚遵医嘱给予安眠药或镇静药,以保证睡眠。

(2)饮食指导:由于脓胸是慢性消耗性疾病,患者大多呈现消瘦、乏力、营养不良,因此,营养支持非常重要。鼓励其进高蛋白质、高热量、易消化的饮食,禁辛辣食物,多食新鲜蔬菜、水果、瘦肉、蛋类、豆制品等。

(3)用药指导:规范的运用抗结核药物是治疗结核的关键,术前选用三联以上敏感药物行规律抗结核治疗2～4周,并遵医嘱应用抗生素预防混合感染,注意观察药物疗效及不良反应。

(4)术前指导:吸烟者应戒烟,避免着凉,防止感冒,以减少呼吸道分泌物。做好术前训练,指导并督促患者进行腹式呼吸、缩唇呼吸等训练,呼吸训练2～4次/天,每次10～15分钟;指导患者进行有效咳嗽、咳痰训练及练习吹气球;鼓励患者多饮水,痰液黏稠不易咳出者,给予雾化吸入;患者练习床上使用大小便器,学会带有引流管时的翻身方法和注意事项(图3-11)。

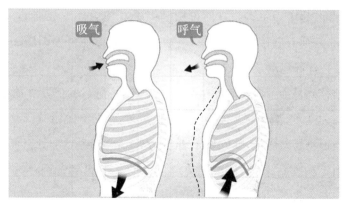

图3-11 呼吸训练

9.胸膜纤维板剥脱术后患者康复护理包括哪些?(视频:胸膜剥脱术后患者的护理)

胸膜剥脱术后患者的护理

胸膜纤维板剥脱术后容易并发出血,除了胸外科手术后的常规护理,术后早期重点注意出血情况的变化,比如颜色变深和出血量增加,要立即报告医护人员处理。恢复期要尽早开始康复护理,以加快术后康复和提高生活质量。

(1)术后患者清醒且血压稳定者,摇高床头 30° ~ 50°,患者半卧位休息,给予心电监护及氧气吸入。由于切口疼痛及留置有各种管道,患者自理能力下降,定时给患者翻身、活动四肢等,预防压力性损伤和静脉血栓形成。

(2)术后患者会带有胸腔引流管。

(3)由于术中剥离纤维板,出血量较多。主要需要严密观察胸液的量、颜色、性状。早期为血性胸液无凝血块,颜色鲜红,逐渐变淡。当发现患者胸液颜色、性状发生改变时我们要警惕病情变化。若出现胸腔内出血应立即通知医生,给予止血药物应用,必要时行开胸止血术。

(4)术后强化呼吸道管理能够有效降低术后肺部感染等并发症,也能够促进病情的好转。可采取的方法有雾化吸入、机械排痰、有效咳嗽咳痰等。

(5)呼吸功能锻炼的方法有缩唇式呼吸、腹式呼吸、叩背呼吸功能锻炼操等。

(6)术后功能锻炼:开胸术后患侧上肢功能锻炼对加快术后康复和提高生活质量有非常重要的意义。可在床尾系一根起床带,患者可拉住起床带中心位置自己起床。手术当日即可用健侧手托住患侧上肢肘部,协助患侧上肢以肩部为轴心进行内旋、外展、上抬等活动。以后可逐渐增加患侧上肢的上举、摸头枕部运动。

(7)结核病是一种慢性消耗性疾病,需要进食高热量、高蛋白质、富含维生素的食物。如牛奶、鸡蛋、鱼、瘦肉、豆制品、蔬菜、水果等,保证每天 2 个鸡蛋和 1 包牛奶。食物易多样化,避免偏食,粗细适当搭配食用。同时避免过度劳累。

(8)由于胸膜粘连,手术中剥离广泛,创伤大,患者常因疼痛而不敢咳嗽、不愿下床活动。因此术后可给予自控止疼泵止痛,疼的时候按一下,加快止疼药的泵入速度,但是两次按压之间至少间隔 20 分钟,一般可用 2 ~

3 天。止疼泵也有一些副作用,如恶心呕吐、皮肤瘙痒等,出现这种症状时要告知医生给予对应处理。

(9)结核性胸膜炎术后仍需要至少 8 个月的正规抗结核治疗,应注意避免漏服、错服或间断服药。用药过程中注意观察药物副作用,如出现眩晕、口周麻木、肢端疼痛、耳鸣、恶心等改变,及时报告医生调整药物。每月复查肝肾功能,每 3 个月复查一次胸片。家人应该鼓励、支持患者,增加患者战胜疾病的信心,从而有效缓解身体不适和精神压力,提高生活质量。

(冯素萍　陈鲁玉　吕娅敏)

(九)肺血栓栓塞症

1. 什么是肺血栓栓塞症? 和肺栓塞是一回事吗?

人体全身的静脉血沿着静脉血管回到心脏,到达右心房、右心室,然后从右心室经肺动脉到达肺,进行血液的氧化过程即肺循环。肺血栓栓塞症是来自静脉或右心的血栓,阻塞了肺动脉或其分支,导致的以肺循环和呼吸功能障碍为主要临床特征的疾病,是肺栓塞的最主要类型。肺栓塞则可能是各种栓子堵塞肺动脉及分支造成的,包括肺血栓栓塞、脂肪栓塞、癌肿栓塞、羊水栓塞和空气栓塞,甚至静脉输入药物颗粒和导管末端等,均可造成肺栓塞。肺血栓栓塞症其实是肺栓塞的一种类型,但是临床上最常见的就是肺血栓栓塞症,所以常简单称为肺栓塞。肺栓塞是呼吸科的危急重症之一,发病率高,病死率也高,但是随着现代医疗技术水平的提高,病死率已经大大下降。

2. 为什么会得肺血栓栓塞症?

肺血栓栓塞症常由下肢深静脉体系血栓迁徙造成,常见于外科手术后;患者在手术以后的 24～48 小时内,即有腓静脉内血栓形成。盆腔静脉血栓其实也是肺栓塞的重要来源。血流淤滞、长时间卧床、肥胖、心功能不全、静脉曲张和妊娠等状况易发生血流淤滞。外科手术、伤口及烧伤后常易导致静脉损害，特别以盆腔和腹部的恶性肿瘤切除等大手术及下肢较大的手术后更易导致下肢静脉血栓构成和肺血栓栓塞症。

3. 哪些情况可能会出现肺栓塞？

任何可以导致静脉血流淤滞、血液凝固性增高和静脉内皮损伤的因素，都是出现肺栓塞的危险因素(图3-12)。具体分为原发性和继发性，原发性与遗传变异有关，常引起患者反复静脉血栓形成和栓塞。继发性又称获得性危险因素，比如随年龄增长发病率增高；骨折、脑卒中、肾病综合征、中心静脉插管、心肌梗死、恶性肿瘤、长途航空或乘车、长期卧床、植入人工假体、卧床并制动，甚至口服避孕药等都是肺栓塞的危险因素。

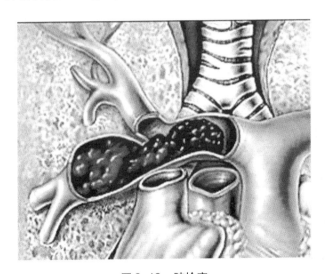

图3-12　肺栓塞

近年来肺栓塞有年轻化的趋势，这和现代社会的生活方式有很大的关系，比如很多年轻人沉迷电子产品、久坐不动、吃饭点外卖、喜爱油炸食物、饮料代替水、生活不规律、长期熬夜等，造成血液黏稠度高，血流淤滞，这些均是容易形成下肢血栓的危险因素，而下肢血栓和肺栓塞的关系很紧密。

4.肺栓塞患者有哪些症状?

肺栓塞可以从无症状、血压改变到猝死。主要症状如下:①不明原因的呼吸困难和气促,尤其活动后加剧,是肺栓塞最常见的症状。②胸痛。③晕厥,可能是唯一或首发症状。④烦躁不安、惊恐甚至有濒死感。⑤咯血,常为小量咯血。⑥咳嗽、心悸等。

下肢深静脉血栓症的表现:患肢肿胀、周径增粗、疼痛或压痛等。

临床表现同时出现呼吸困难、胸痛和咯血,称为急性肺栓塞三联征,但仅见于约20%的患者。

6.什么是肺栓塞症的溶栓治疗?

急性肺栓塞治疗的最终目标是去除血栓,近年来采用的溶栓治疗方法安全且有效。溶栓一般适用于14天以内新发病的病例,主要适用于大面积的急性肺血栓栓塞症患者,溶栓尽可能在明确诊断的前提下谨慎进行,有明确指征的尽早开始。以下了解一下美国食品药品监督管理局(FDA)批准的溶栓药物和方案。

(1)链激酶(SK):负荷量25万单位,30分钟静脉注射,然后10万单位/小时,连续24小时静脉给药,1977年批准。

(2)尿激酶(UK):负荷量4 400单位/千克,10分钟静脉注射,然后每小时4 400单位/千克,连续12~24小时静脉给药,1978年批准。

(3)重组组织型纤溶酶原激活剂(rt-PA):100毫克,2小时内连续静脉注射,1990年批准。

溶栓治疗的相对禁忌证包括近期出血、创伤和手术、严重高血压、糖尿病视网膜病变和年龄大于75岁等。绝对禁忌证包括:活动性出血和近期自发颅内出血。对于致命的大面积急性肺栓塞症,则根据病情抓主要问题,以上绝对禁忌问题则视为相对禁忌证。

7.什么是肺栓塞症抗凝治疗?

抗凝治疗是肺栓塞症和下肢静脉血栓的基本治疗方法,目的是防止血栓再形成和复发。抗凝治疗前检查凝血功能和血常规,注意是否存在禁忌证,若没有禁忌证,应开始抗凝治疗,初期使用肝素,以后用华法林维持。肝素的作用较迅速。

禁忌证:脑出血、消化系统出血的急性期、恶性肿瘤、动静脉畸形。既往有出血性疾患,未治疗的重症高血压,产后,2周以内的大手术、活组织检查。肝素在肝脏代谢、尿中排泄,合并重症肝肾疾病时应减少用量。

8. 肺栓塞症溶栓和抗凝治疗药物主要副作用有哪些?

溶栓和抗凝治疗主要并发症是出血,最严重的是腹膜后出血和颅内出血,颅内出血一旦发生,接近一半患者死亡。治疗过程中医生会监测凝血功能的变化,以便根据情况及时调整药物。

针对溶栓和抗凝治疗的患者,要密切观察出血征象,最常见的是皮肤青紫和穿刺部位出血,一般会选择留置针,要避免反复穿刺同一部位,拔针后要延长按压时间。要密切观察出血征象,经常了解患者刷牙时有无牙龈出血,有无出现血尿、腰背疼痛、严重头痛,甚至意识不清等情况,当有这些情况出现时要及时告知医护人员。平时也要注意防止出血,比如使用柔软的牙刷,男性不要使用刮胡刀而要使用相对安全的电动剃须刀,饮食上注意少吃干硬的食物,以免损伤食管,适当多喝水,多吃蔬菜、水果,防止大便干燥,导致便秘引起肛门出血,平日的行动要轻稳,避免碰伤和皮肤擦伤,未经医生同意不能使用阿司匹林等药物。

9. 日常生活中应该怎样预防肺栓塞?

预防肺栓塞就要注意避免发生静脉血栓的可能,因为血栓的发生与肺栓塞有密切关系。归纳起来,可以通过以下3个方面预防。

(1)日常预防:注意活动,多喝水避免脱水,防止血液浓缩。存在下肢静脉血栓危险因素的人群,避免可能增加静脉血流淤滞的行为,如长时间保持坐位(跷二郎腿)、穿束膝长袜、长时间站立不活动等。卧床患者,床上活动肢体或关节,病情允许时及早下地活动和走路。

(2)药物预防:对于风险高而出血风险低的患者,应在医生指导下进行药物预防。

（3）机械预防：对于肺栓塞风险高，但是存在活动性出血或有出血风险的患者可给予机械预防，包括间歇充气加压泵、分级加压弹力袜和足底静脉泵等。

10. 肺栓塞患者的日常护理重点有哪些？（视频：肺栓塞患者的护理）

肺栓塞患者的护理

肺血栓栓塞症简称为肺栓塞，是呼吸科的危急重症之一，病死率高。高度怀疑或确诊肺栓塞者，往往需要住监护病房，密切监测，监测的内容包括意识、呼吸状态、血压、指脉氧、心率和心电图等。日常护理的重点如下。

（1）给氧：呼吸困难时，立即给氧，根据缺氧的严重程度选择适当地给氧方式；轻、中度呼吸困难采用鼻导管或面罩给氧，严重者可能需要呼吸机。

（2）在监护和给氧的同时，要注意避免一切造成栓子松动再次脱落形成新的危及生命的栓塞的可能性。因此肺栓塞患者要求绝对卧床休息，一般需要2~3周，包括大小便都要在床上解决，外出检查均使用平车或轮椅，在床上活动时也要避免突然转身、坐起等，可采取抬高床头或半卧位，进行深慢呼吸，并适当放松下肢，不要过度弯曲，同时禁止按摩或热敷下肢。绝对戒烟，注意保暖，防止受凉感冒，因为咳嗽、打喷嚏都可能会造成栓子松动。饮食除了营养充足外，也要多补充粗纤维食物和蔬菜、水果，患者往往由于紧张会出汗较多，适当补充水分，目的都是不让大便干结，因为患者用力大便时也会造成栓子松动。必要时可给予缓泻药或开塞露。

（3）使用溶栓药物时要注意有无出血的并发症，最常见的出血部位是穿刺血管处，一般会选择留置针，要避免反复穿刺同一部位，拔针后要延长按压时间。要密切观察出血征象：比如皮肤青紫、牙龈出血、血管穿刺处出血过多等，甚至出现血尿、腹痛或背痛、严重头痛等内出血的症状。

（4）使用抗凝药物时要注意监测凝血功能和血小板的变化，使用华法林导致的出血，遵医嘱用维生素K对抗。

（5）由于肺栓塞导致的心功能不全者，要限制水、盐的摄入总量，输液速度要慢，同时准确记录入量和出量，为医生补液提供可靠依据，使入水量不大于出量。使用升血压药物的患者,要严密注意血压的变化。

(6)肺栓塞一旦发生,往往来势凶险,患者的心理压力很大,长时间严格卧床、在床上大小便的要求往往会导致患者烦躁。因此要保护好患者的隐私,给予充分的关怀和心理支持。

(7)消除再栓塞危险因素。观察有无下肢深静脉血栓形成征象:单侧下肢肿胀最为常见,测量比较双侧下肢周径,观察皮肤颜色有无改变。

下肢周径测量方法:大小腿周径的测量点分别为髌骨上缘以上15厘米处和髌骨下缘以下10厘米处,双侧下肢周径差>1厘米有临床意义。

Homans 征阳性:轻轻按压膝关节并屈膝,踝关节急速背曲时出现腘窝部、腓肠肌疼痛。

(8)肺栓塞治愈后再次发生的概率也较常人高,因此重点在于预防,特别是预防下肢静脉血栓的形成很关键。预防的同时要注意监测,长时间卧床或久坐不动者,若出现一侧肢体疼痛、肿胀,应注意下肢静脉血栓发生的可能。若存在下肢静脉血栓的可能性,突然出现胸痛、呼吸困难、咯血痰等表现时应高度警惕肺栓塞的发生,请务必拨打120及时就诊!

(张　娟　周诗扬　崔春艳)

(十)肺部肿瘤

1.肺部肿瘤有哪些?

肺部肿瘤按照解剖学分类分为中央型肺癌和周围型肺癌。中央型肺癌指的是发生在段支气管和主支气管以上的肺癌,即靠近肺中央部位的癌肿,以鳞状上皮癌和小细胞未分化癌多见,约占3/4;发生在段支气管以下的靠近外周的称为周围型肺癌,多见腺癌(图3-13)。

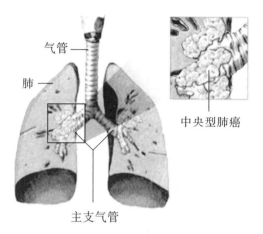

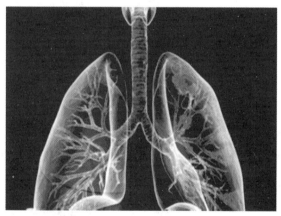

图3-13　中央型和周围型肺癌

2.肺癌按照病理分类有哪些?

　　按照病理学分为小细胞癌和非小细胞癌,非小细胞癌目前临床上常分为鳞癌、腺癌、大细胞癌和其他如腺鳞癌、类癌、肉瘤样癌等组织学类型。鳞癌与吸烟密切相关;小细胞癌是恶性程度最高的一种;大细胞癌包括巨细胞癌和透明细胞癌;腺癌包括腺泡癌、乳头状腺癌、支气管肺泡癌和实体瘤伴黏液形成,女性多见。

3. 目前我国最常见的肺癌有哪些?

我国是世界第一肺癌大国,根据 2017 年中国疾病预防控制中心的报告,随着人口老龄化进程的加快及农村城镇化、城市现代化、环境污染等因素影响,我国肺癌发病率正在以每年 26.9% 的速度增长,高居恶性肿瘤首位。目前最常见的是肺腺癌,其次是肺鳞癌和小细胞癌。

4. 肺癌早期有哪些症状?

肺癌早期一部分患者没有症状,仅仅在体检的时候被发现。有些出现咳嗽、咯血、喘鸣、胸闷气急、发热和体重下降等症状,其中咳嗽为常见的早期症状,肿瘤在气管内引起刺激性干咳或少量黏痰,肺泡癌可有大量黏液痰。肿瘤引起远端支气管狭窄,咳嗽呈高音调金属音,是一种特征性的咳嗽。

一部分患者以咯血为首发症状,以中央型肺癌多见,多为痰中带血或间断咯血,当侵蚀大血管时可引起大咯血。肿瘤压迫支气管导致患者出现喘鸣,中央型会出现胸闷气急等症状。一般肿瘤可因坏死引起发热,但是多数发热的原因是由于肿瘤引起的继发性感染所致。不明原因的消瘦也是一部分肺部肿瘤早期的症状之一。所以当体重无缘无故地突然下降,做一个体检排除恶性肿瘤是一个明智的选择。

5. 什么是肺癌的肺外表现?

肺癌的肺外表现又称副癌综合征或伴癌综合征,是肺部以外的和癌症有关的症状,包括内分泌、神经肌肉、结缔组织、血液系统和血管的异常改变,表现为肥大性肺性骨关节病、异位促性激素(比如男性乳房发育)、分泌促肾上腺素皮质激素样物、分泌抗利尿激素、神经肌肉综合征、高钙血症。

甚至有些时候,患者是在检查这些疾病的时候,最终发现是肺癌导致的。所以当患者出现以上症状时,不要忽略肺部的检查。即使确诊是肺癌了,也不要因为是其他部位出现的症状,认为和肺没有关系而不重视,告知医护人员病情的时候应全面而详尽,可以帮助医生判断病情,医生也能针对这些情况及时治疗或者调整方案。

6. 如何早期发现肺癌?

肺癌在全世界和我国城市男性恶性肿瘤的发病率和死亡率均占首位,发病年龄多在40岁以上。早期肺癌往往没有症状,很多都是不经意发现的,因此定期体检是发现早期肺癌的重要手段。40岁以上的人群要定期体检,早发现,早治疗。对肺癌患者可通过询问病史、体检、X射线检查和痰细胞学检查诊断。

(1)胸部X射线和CT检查是发现肺癌的重要方法,很多肺癌的早期发现都是通过此体检发现的,特别是当发现肺部有结节时要高度重视,根据医生的建议尽快明确排查。CT由于分辨率高,较胸片能发现更小的肺部结节,可以更早发现肺癌,体检时建议选择CT。

(2)痰细胞检查是最简便有效的早期诊断方法,但是阳性率只有60%～70%。

(3)目前借助纤维支气管镜检查,取病变组织做病理切片进行诊断,是确诊常用的重要方法。

(4)在以上检查均为阴性时或者肿块位置靠近肺组织周边部位,可在CT引导下行经皮穿刺肺组织活检,确诊的阳性率大大提高,而且损伤小,痛苦少。

(5)必要时还可通过胸腔镜检查确诊。对一些患者可取颈部、锁骨上淋巴结进行病理检查,可判断有无转移及确定癌组织类型。

7. 什么是病理检查及免疫组化检查?

病理检查是确定是否患肿瘤的重要确诊依据,通常会取病变组织或者淋巴结组织做病理检查,病理科医生需要对组织进行脱水、制片、染色等处理,然后在显微镜下检查。一般需要3～5天时间才能出结果。但是并非所有的肿瘤细胞都能够在显微镜下查看清楚,在不能完全确定病理诊断时,通常会选择进一步做免疫组化。

免疫组化是目前病理科常用的、非常有效的辅助病理诊断技术。其应用抗原-抗体反应,通过化学反应使标记抗体的显色剂显色,以确定组织细胞内抗原,对细胞进行定性、定位、相对定量的检查。可以判断肿瘤的类型、来源和分化,指导治疗和判断预后。通俗来说,就是当抗体这个"特别安检员"遇到肿瘤细胞这个携带武器的"特别坏分子"即抗原时,会自动发生反应,这样能够准确识别有无肿瘤细胞和细胞类型。

8. 得了肺癌有哪些治疗方法?

癌症已经没有那么可怕了,目前有多种方法治疗肺癌,治疗效果和患者的生活质量得到很大的提高,一些患者甚至可以带癌生存很多年,甚至癌症被视为慢性病的一种。

目前对肺癌最公认的是综合治疗(图3-14),包括手术治疗、放射治疗、化学治疗、生物治疗和基因治疗。治疗模式有术前化疗、术后化疗、放化疗同时、放化疗联合生物治疗等;近年来,基因治疗取得了良好的临床效果,同时因其方便,可院外口服,也很大程度地提高了患者的存活率和生活质量。

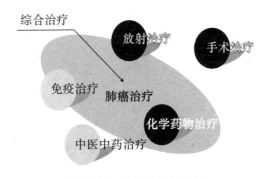

图3-14 肺癌的综合治疗

对已经转移或明显转移倾向的患者,首先应考虑全身治疗,待控制后再行局部治疗,比如手术或放疗;对患者而言,在保存生命和治疗肿瘤之间,要选择对患者来讲最迫切也最生死攸关的,同时也是痛苦最少、生活质量最高的方案。

9. 肺癌患者手术前该做哪些准备?

肺癌的手术治疗基本方式为肺切除术加淋巴结清扫术,肺切除术的范围取决于病变的部位和大小,周围型肺癌实施肺楔形切除术、肺段切除或肺叶切除加淋巴结清扫术,中心型肺癌实行肺叶甚至全肺切除术加淋巴结清扫术,术中术后创伤较大,对呼吸系统和血液循环系统的影响都比较大,所以术前要做好充分的准备,重点包括以下几点。

(1)呼吸道的准备:戒烟2周以上,患者学会腹式深呼吸和有效咳嗽排痰,合并有呼吸道感染,给予抗生素或雾化治疗以控制感染。

(2)给予营养支持,注意环境愉悦,均衡饮食,营养不良者给予胃肠内或外途径补充营养,增强机体抵抗力。

(3)注意口腔卫生,发现患者有口腔疾病如龋齿应及时报告医生处理。

(4)给予心理支持,减轻恐惧、树立信心,正确认识和接受疾病,理解手术的必要性,了解手术方法及术后镇痛的良好效果,对患者关心体贴,家属配合给予心理和经济两方面的支持。

10.肺癌患者手术后怎样进行肺功能康复?

肺癌术后患者除了胸外科术后的常规护理,监测生命体征,密切观察胸腔闭式引流管引流的情况等,肺功能的康复要尽快开始,从维持呼吸道的通畅到呼吸功能的锻炼,以预防术后残余肺并发感染和不张,并能尽快恢复工作,满足身体对氧的需求。

(1)麻醉清醒后鼓励和协助患者深呼吸和咳嗽排痰,预防肺炎和肺不张,每1~2小时一次,同时可在床上活动四肢和翻身。为使患者能够有效咳嗽,患者咳嗽前先给予由下向上、由外向内的背部叩击,注意避开手术伤口,叩背同时嘱患者深呼吸,注意观察患者面色、呼吸情况;而后嘱患者做深呼吸3~5次,再深吸气后屏气3~5秒,然后用力咳嗽将痰咳出。为减轻患者咳嗽时的疼痛感,应双手固定伤口或给予止痛药物,以减轻震动引起的疼痛。如果病情需要,还可以采用机械排痰、雾化吸入、吸痰等方法,使呼吸道不被痰液堵塞,维持畅通。

(2)术后第一天生命体征平稳,可扶床活动,第二天可下床活动,以后逐渐增加活动强度,以患者不感到累为标准。

(3)术后练习腹式呼吸和缩唇呼吸,也可以练习吹气球,目的是促进肺复张,锻炼肺功能。

呼吸要深长而缓慢,用鼻吸气,用口呼气,一吸一呼掌握在 15 秒左右,深吸气(鼓起肚子)3～5 秒,屏气 1 秒,然后慢呼气,回缩肚子 3～5 秒,屏气 1 秒,每次 5～15 分钟,每天训练数次。缩唇呼吸时患者用鼻吸气(计数计到 3)然后收紧腹部肌肉,通过缩窄的唇(吹口哨或口含吸管状)缓慢均匀地呼气(计数计到 7),患者走路时也可练习,吸气时走 2 步,呼气时按同样的步伐走 4 步,如此反复。

11. 肺癌患者术后康复护理重点有哪些?（视频:肺癌术后患者的护理）

肺癌术后患者的护理

肺癌的治疗可分为手术治疗和非手术治疗两种,我们重点学习一下肺癌患者术后的康复护理。

(1)术后给予心电监护及氧气吸入,注意观察神志及生命体征如体温、脉搏、呼吸和血压的变化,如有异常,报告医护人员及时处理。

(2)患者清醒且血压稳定者,可摇高床头 30°～50°,取半卧位,以利于呼吸和引流。全肺切除术后患者翻向患侧的时候可取 1/4 侧卧位,就是翻身时避免术侧胸部全部朝下,因为术侧已经没有了肺组织,是靠血液和组织液填充的"虚空仓",侧身时受重力作用会使得肺、心脏和纵隔移位,压迫导致心搏骤停。

(3)全身麻醉术后 4 小时清醒后如无恶心、呕吐,可口服 50～100 毫升温开水。6～8 小时后可进流质饮食,如米汤、菜汤等。术后第二天过渡到半流质饮食,如面条、馄饨等,术后 3 天内避免进食牛奶、豆浆等胀气食物。饮食宜清淡,禁食辣椒等刺激性食物。术后第 4 天可以逐渐恢复至正常饮食。如鸡蛋、牛奶、肉类、水果等,以提高抵抗力,促进伤口愈合。

(4)术后注意维持呼吸道的通畅,并进行呼吸功能的锻炼,以帮助肺功能尽快康复,方法见上一条。

(5)术后胸腔闭式引流的护理可见气胸护理。如果是全肺切除患者,术后胸腔引流管呈钳夹状态,目的是保证术侧的胸膜腔内有一定的胸液,使两侧的胸腔内压力保持平衡,以免造成心脏和纵隔的摆动。请勿自行打开,医护人员会在观察引流液的同时,注意观察气管有没有移位,简单的方法是查看喉结的位置是否在气道正中:将中指放在患者的喉结处,示指和无名指放在两侧锁骨胸骨端,比较两者的距离,如果气管明显向健侧移位,说明术侧积血和积液过多,这时可打开夹闭的胸腔引流管,放出部分引流液和气体,一般引流液不超过 100 毫升,速度宜慢,以免过快多引起纵隔突然移位,导致心搏骤停。全肺切除术后的患者输液滴速比较慢,以每分钟 20 ～ 30 滴为宜,患者和家属切勿自行调节滴速。

(6)手术后护士会评估患者疼痛等级,根据疼痛程度采取对应措施,如胸带固定、应用止痛泵等。

(7)预防血栓形成:可服用抗凝药物,进行气压治疗、床上活动下肢和及早下床活动。

(8)术后第一天床上坐起、活动。做术侧手臂上举、爬墙及肩关节旋前旋后,使肩关节活动范围逐渐恢复至术前水平。第二天室内行走,逐渐增加活动量,如有不适,应立即停止活动。

(9)应主动关心、体贴患者,并给患者以心理及经济方面的全力支持,减轻焦虑、恐惧的心理。

肺癌手术患者出院后还应该注意:①出院后请继续坚持呼吸功能锻炼,半年内不可从事重体力劳动。②对需进行放疗、化疗的患者要坚持完成疗程。③禁烟。④患者应循序渐进逐步增加运动量。⑤保持营养良好,不适时及时联系主治医生,按照和医生约定的时间定期到医院复查。

12. 什么是肺癌化疗?

化疗是通过输注化学药物杀伤肿瘤细胞,是肺癌的一种全身性治疗方法,对局部肺内病灶及经血管和淋巴管轻微转移的病灶均有作用,小细胞肺癌对化疗最敏感,有效率可达80% ～95%,鳞癌敏感度次之,腺癌最差。

13. 常见的化疗药物种类有哪些?

根据药物的刺激性分为3类。

(1)非发疱性药物:无明显发疱或刺激作用的药物,包括博莱霉素

（BLM）、顺铂（DDP）、甲氨蝶呤（MTX）、环磷酰胺（CTX）、噻替哌（TSPA）、阿糖胞苷（AraC）等，这些药物常可引起注射局部或静脉疼痛，很少产生急性反应或组织坏死。

（2）发疱性药物：包括阿霉素（ADM）、表阿霉素（E-ADM）、丝裂霉素（MMC）、柔红霉素（DNR）、氮芥（HN2）、长春新碱（VCR）、长春花碱（VLB）、长春花碱酰胺（VDS）、去甲长春花碱（NVB）、放线菌素D（ACTD）等，这些药物渗到血管外可引起组织的严重损伤。

（3）刺激性药物：外渗后可引起灼伤后轻度炎症而无坏死的药物，如卡氮芥（BCNU）、氮烯咪胺（DTIC）、足叶乙苷（VP-16）、鬼臼噻吩苷（VM-26）、紫杉醇、丙脒腙、氟脲嘧啶（5-FU）、吉西他滨等。

另外根据药物的来源和化学结构，分为以下6类（表3-3）。

表3-3 化疗药物的分类

名称	作用机制	常用药物
烷化剂	直接作用于DNA,抑制癌细胞再生,又称细胞毒性药物,对细胞直接具有毒性作用	环磷酰胺、异环磷酰胺、氮芥、赛替哌
抗代谢类	干扰细胞的正常代谢过程	氟尿嘧啶、替加氟、甲氨蝶呤、培美曲塞、吉西他滨、阿糖胞苷等
抗肿瘤抗生素	抑制肿瘤细胞的蛋白或核糖核酸,或者直接作用于染色体	阿霉素、博来霉素、丝裂霉素、柔红霉素、表阿霉素、放线菌素D等
植物类抗癌药	抑制有丝分裂或酶的作用,防止癌细胞再生	伊立替康、紫杉醇、依托泊苷、长春新碱、长春瑞滨、多西他赛、拓扑替康
激素	杀死癌细胞或延缓其生长	泼尼松、地塞米松、甲地孕酮、他莫昔芬
铂类及其他	直接作用于DNA,抑制癌细胞再生	顺铂、卡铂、奈达铂、草酸铂

14. 肺癌化疗有哪些不良反应?

化疗药物在杀伤肿瘤细胞的同时,可引起正常细胞的损害,就好像除草剂除草的同时也会将一部分庄稼杀死,所谓杀敌一千、自损八百,尤其是对生长旺盛的细胞,所引起的不良反应如下。

(1)骨髓抑制:临床表现为白细胞和血小板减少,也可引起红细胞减少。

(2)胃肠道反应:化疗药物对消化道黏膜的刺激和损伤,以及可对自主神经功能的影响,可引起恶心、呕吐等严重的胃肠道反应。

(3)对肝、肾、心等功能的影响:抗肿瘤药物大多数通过肝、肾代谢和排泄,因此要注意监测肝功能,比如多柔比星和柔红霉素可引起心律失常,环磷酰胺可引起出血性膀胱炎。

(4)脱发:大多数药物可引起脱发。

(5)化疗药物外渗引起的组织坏死。

15. 患者化疗期间的护理要点有哪些?（视频:化疗患者的自我护理）

化疗药物严格遵医嘱使用,使用前要仔细阅读药物说明书,注意药物的溶质、浓度和药物之间的配伍禁忌,现配现用,使用中注意滴速,有特殊要求的严格按照说明书滴注。化疗期间要定时检查血象和肝肾功能,及时针对性处理不良反应。化疗一般按照周期计算,每个周期之间有个休养期,以便患者的身体得到复原。化疗药物在杀死癌细胞的同时,也会损伤身体的正常细胞,化疗会产生一些副作用。

化疗患者的
自我护理

(1)骨髓细胞、毛囊细胞、消化道细胞和生殖细胞是最会受到化疗药物影响的。但是多数影响是短暂的,会在化疗结束后逐渐消失。如果副作用比较明显,比如发热、感染、脱发、呕吐等,可以使用药物来对抗这些副作用。

(2)化疗会降低白细胞数量,使患者容易受到感染,常见的感染包括感冒、发热等。要及时添加衣物,注意个人卫生,勤洗手,避免到人多拥挤的地方,外出时戴口罩。当出现发热、口腔溃疡、咽喉部疼痛、身体任何部位的肿胀不舒服时,要及时告知医生。

(3)化疗后会恶心、呕吐,一般医生会给止吐药物,饮食上要注意清淡,不吃辛辣刺激和油腻食物,少量多餐。

(4)有些化疗药物会导致脱发现象,大多是暂时的,化疗结束后还会生长出来。脱发期最好剪短发,用温和的洗发水洗头发,不要染烫头发,需要的时候佩戴假发。

（5）多次静脉输注化疗药物会使静脉变硬，有的会有红、肿、痛等表现，这是发生了静脉炎，要及时告知医护人员。化疗药物对组织的刺激性大，不可外渗到血管外，严重的甚至会造成坏死。经皮穿刺中心静脉留置导管是现在化疗患者常选择的方法，可以有效避免静脉炎和药物外渗的发生，并且减少患者反复穿刺的痛苦，但是也会有增加血栓等不良反应的危险，注意多饮水，坚持锻炼上肢，预防血栓形成。

（6）化疗期间禁止饮酒，使用其他药物包括中成药等在化疗前要告知医生，以免影响药物的作用和产生副作用。

（7）化疗期间的饮食没有特别的限制，可以根据患者的口味选择，营养均衡好消化，避免对胃肠道的刺激。食物要新鲜卫生，煮熟了以后食用，以免造成感染。

（8）化疗的疗程通常在半年左右，治疗过程可能漫长不容易，化疗期间和医生保持密切联系，与家人、医护一起克服遇到的问题。

16. 化疗患者为什么要留置经外周静脉穿刺的中心静脉导管？

为避免化疗药物对血管的刺激，减少患者被反复穿刺的痛苦，也为了防止药物外渗引起组织坏死，近年来化疗患者广泛使用经外周静脉穿刺的中心静脉导管（PICC），取得了良好的临床效果。如果不能使用 PICC 和中心静脉导管，也要避免使用硬针直接化疗，可用留置针减少化疗药物外渗的概率，同时每天更换血管，以减少对血管的损伤。

但是由于肺癌患者的血液常常是高凝状态，PICC 也容易诱发血栓，所以选择时要慎重，用药过程中注意定时检查患者的凝血功能和血小板，可以根据医嘱使用抗凝药物预防血栓，比如：低分子肝素皮下注射 1 周。使用 PICC 导管期间患者要坚持进行上肢的锻炼，比如进行置管侧握拳运动，每天 4 次，每次 15 分钟左右，每天达到 1 000 次左右的频次，以增加血流速度，同时要多饮水稀释血液，以达到预防血栓形成的目的。

17. 什么是靶向治疗？哪些肺癌患者可以选择靶向治疗？

所谓"靶向治疗"，通俗地讲，就是"有的放矢"，针对性地瞄准一个靶位,例如某种药物只对某个器官的肿瘤有效,这个叫器官靶向;细胞靶向,顾名思义,指的是只针对某种类别的肿瘤细胞,药物进入体内后可选择性地与这类细胞特异性地结合,从而引起细胞凋亡;分子靶向,它指的是针对肿瘤细胞里面的某一个蛋白家族的某部分分子,或者是指一个核苷酸的片段,或者一个基因产物,利用分子靶向药物,阻断其生物功能,达到抑制肿瘤细胞生长甚至消退的目的(图3-15)。

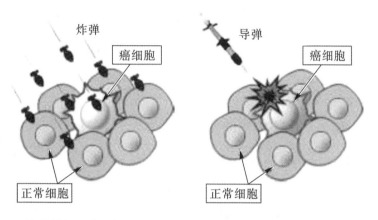

图3-15　靶向治疗

　　分子靶向治疗是目前肿瘤治疗的一个"闪光点",凭着它的特异性和有效性,已取得很大成功,是目前国内外治疗的"热点",在肺癌中的应用也极为广泛。对于化疗失败或者无法接受化疗的患者、基因突变检测阳性的患者,选择分子靶向治疗显示出良好的临床疗效。目前靶向治疗肺癌主要是针对非小细胞癌,如腺癌、鳞癌很少发生检测到阳性。

18. 靶向治疗时为什么进行基因检测?

　　基因检测是靶向治疗的必要前提,只有明确了患者的致癌基因位点,根据基因的状态选择合适的靶向治疗药物,才能对肿瘤细胞进行抑制或杀伤,达到"有的放矢"的治疗目的。基因检测技术就如同是有了"卫星导航"侦查到目标,进行"靶点定位",在肺癌的早期诊断和个体药物敏感、耐药检测中的应用日益重要。

19. 靶向治疗过程中需要注意什么?

因为靶向治疗目前还是以患者在家口服为主,靶向治疗的过程中,第一,注意观察它的副作用。一般为皮疹、腹泻及口腔溃疡。皮疹容易破溃,要保持皮肤的干净、清洁,避免皮肤感染;注意饮食卫生,避免吃刺激性食物,患者用药期间应注意观察口腔黏膜情况,饭后漱口预防口腔溃疡。

第二,注意药物造成的肝损伤,定期去查肝功能。

第三,注意患者如果突然出现呼吸困难的症状,有可能出现间质性肺炎。因为靶向治疗也不是万能的,也不是说吃上靶向药治疗就不用复查。患者还是要定期复查的,规律的随访也是很重要,一般2个月复查一次。

20. 怎样预防肺部肿瘤的发生?

尽量避免接触与肺癌发病有关的因素,如吸烟、油烟和大气污染,加强职业接触中的劳动保护,可减少肺癌的发病危险。由于目前尚无有效的预防肺癌的药物和疫苗,不吸烟和及早戒烟可能是最有效方法,另外要尽量远离电离辐射,远离油烟,多食用含有 β-胡萝卜素的蔬菜、水果等。同时定期进行体检,争取早发现、早诊断、早治疗。40 岁以上每年做一次 CT 检查,特别是吸烟的人群。

(陈鲁玉　周诗扬　凡翠华)

(十一)认识肺结核

1. 什么是结核病?

结核病就是老百姓说的"痨病",是人体感染了结核分枝杆菌引起的慢性传染病,可以发生在身体的任何部位,结核分枝杆菌最容易侵犯肺组织,引起肺结核,也就是"肺痨",占全部结核病的80%以上,结核分枝杆菌也可以侵犯肺以外的全身许多组织和器官,引起结核性脑膜炎、淋巴结核、骨结核、盆腔结核、腰椎结核、肾结核、皮肤结核、腹腔结核等肺外结核病,结核病是严重危害公众健康的呼吸道传染病。据世界卫生组织(WHO)统计,我国是全球22个结核病感染率较高的国家之一,目前我国结核病年发患者数约为30万例,位居全球第2位。若不进行干预,我国的结核感染者中累计将会产生5 000万新的活动性结核病患者。

2. 患结核病的原因是什么?

肺结核病作为一种慢性传染病,是可以从一个人传染到另一个人的。结核病传染流行包括3个环节:传染源、传播途径和易感人群(图3-16)。

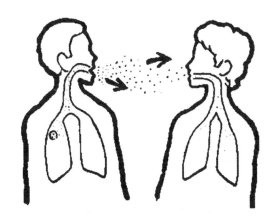

图3-16　肺结核的传播途径

传染源:向体外排结核分枝杆菌的肺结核患者具有传染性,是结核病的主要传染源。在肺结核病变或空洞组织中,存在大量繁殖的结核分枝杆菌,这些结核分枝杆菌随着痰液,可以通过细支气管、支气管、气管排出体外。

传播途径:①结核分枝杆菌主要是经飞沫传播,通过咳嗽、打喷嚏、大笑、大声说话等方式经鼻腔和口腔喷出体外,在空气中形成气雾(就是飞沫),较大的飞沫很快落到地面,而较小的飞沫很快蒸发成为含有结核分枝杆菌的微滴核,并长时间悬浮在空气中。如果空气不流通,含菌的微滴核被健康人吸入肺泡,就可能引起感染。传染性的大小取决于患者排出结核分枝杆菌量的多少、空间含结核分枝杆菌微滴的密度和通风情况、接触的密切程度和时间及个体免疫力的状况。②肺外结核病感染途径主要通过淋巴系统、血液等,造成自身感染。

易感人群:结核分枝杆菌容易感染以下人群,营养不良、过度劳累;生活不安定、居住拥挤、空气不流通;使用某些药物如皮质激素、免疫抑制剂等;患某些疾病如糖尿病、艾滋病、肺尘埃沉着病等。

3.结核病有哪些症状?

结核病主要表现为咳嗽、咳痰 2 周以上或痰中带血、咯血、胸痛、胸闷或呼吸困难等呼吸道症状及发热、疲倦乏力、盗汗、食欲减退、体重减轻等全身症状。

其中,肺结核以呼吸道症状为主;骨结核会出现骨结核部位疼痛;输卵管结核可出现月经不调、不孕;脑结核可出现头痛、呕吐甚至昏迷等症状。

4.怀疑得了肺结核病需要做哪些检查?

一般咳嗽、咳痰 2 周以上,经抗感染治疗未治愈或好转,应考虑得了肺结核。如果出现咳嗽、痰中带血或咯血、疲倦、消瘦、低热或夜间盗汗、纳差等情况,应高度怀疑得了肺结核。怀疑自己得了结核病,一定要尽早到医院检查,通常需要做以下检查:痰结核分枝杆菌涂片检查、胸部 X 射线检查、结核分枝杆菌素试验、红细胞沉降率、X-Pert 试剂盒、T-Spot 检查,病情复杂的可能需要做纤维支气管镜检查、穿刺病理检查。

5.肺结核痰检查"菌阳"和"菌阴"有什么意义?

痰菌阳性即痰中查到结核分枝杆菌,一方面可以确诊为结核感染,同时说明此时患者具有传染性,需要进行隔离;痰菌阴性指痰里未查出结核分枝杆菌,一次痰菌阴性是不能排除结核病及传染性的,因为痰液里查出结核分枝杆菌具有随机性和偶然性,需要反复检查,至少连查 3 次,如果没有才可以说基本没有传染性,但是仍然不能排除结核病,需要进一步检查如血液 T-Spot、X 射线检查等,以确诊是否患有结核病。

6. 怎样正确留取痰标本?

结核患者留取痰标本是为了检测痰中是否含有抗酸杆菌,通常至少要留 3 份痰标本。

(1)一份清晨痰:起床后深咳出的痰,其中以清晨首次咳的痰效果最好。

(2)一份夜间痰:前 1 天晚间咳的痰。

(3)一份即时痰(随时留取)。

正确留取方法:留痰前先用清水漱口数次,以清除口腔内食物残渣及部分杂菌,不要将唾液或鼻涕吐入痰盒,留取的痰应是用力咳嗽后自气管深部咳出的痰。

7. 什么是结核菌素试验?

结核菌素试验(也称为芒图试验、PPD 试验)是一种辅助诊断结核的方法。通常在患者左前臂掌侧前 1/3 中央皮内注射 5 单位的 PPD,以局部出现 7~8 毫米大小的圆形橘皮样皮丘为宜,72 小时后观察皮肤情况。目的有:①结核病诊断与鉴别诊断。② 发现新感染及高发人群。③结核病流行病学调查与监测结核病流行趋势。④考核卡介苗接种质量。

8. 哪些人需要做结核菌素试验?

怀疑感染结核的、与结核患者有密切接触的、家庭成员患有结核病的,以及出国、升学等情况需要做 PPD 试验。

9. 结核菌素试验阴性及阳性各代表什么? (视频:PPD 试验阴性和阳性)

PPD 试验阴性和阳性

目前做 PPD 试验用的是纯蛋白衍生物,方法是抽取 0.1 毫升,即 5 个单位在患者的左前臂掌侧前 1/3 中央皮内注射,以出现 7~8 毫米大小的圆形橘皮样皮丘为宜。

阴性反应为皮肤硬结平均直径,即纵轴直径和横轴直径之和除以 2 所得数值,小于 5 毫米或无反应者。

阳性反应为皮肤硬结平均直径大于等于 5 毫米者。

其中硬结平均直径大于等于 5 毫米,小于 10 毫米为一般阳性,硬结平均直径大于等于 10 毫米而小于 15 毫米者为中度阳性,如果平均直径大于等于 15 毫米或者局部出现双圈、水疱、坏死及淋巴管炎者为强阳性。

有时我们也可以见到这种情况,明明是结核病患者,而 PPD 试验却是阴性。这是因为结核菌素试验,有时会出现假阴性反应。从结核分枝杆菌感染到身体的免疫系统产生反应,约需一个多月,在此期间结核菌素试验无反应。还有一种情况是免疫系统受干扰,例如急性传染病如百日咳、麻疹、白喉等,可使原有反应暂时受到抑制,出现假阴性反应。免疫功能低下,如重症结核病、肿瘤、艾滋病等反应可降低或无反应,但随着病情好转,结核菌素试验可又呈现阳性反应。又或者为结核菌素试剂失效或试验方法错误,也可能会出现假阴性反应。

PPD 试验阳性是不是就代表一定患了结核病? PPD 试验只是一个筛查试验而非确诊试验。其目的是为了尽可能发现疑似肺结核患者。是否患了结核病还要看患者有没有症状,经过痰检、拍胸片等方法来确诊。

10. 什么是卡介苗?

卡介苗是灭活或减毒的牛型结核分枝杆菌制成的活疫苗,接种后能增强机体抵抗结核病的能力,因其本身已经不具有感染性,所以是安全的,并不会因此而感染上结核。一般足月出生新生儿在出生后第二天接种,如果是早产儿过段时间再接种。卡介苗不主张复种。

11. 接种卡介苗能有效预防结核病吗?

接种卡介苗后,人体获得对结核病的免疫力,是对结核病最积极的预防措施。卡介苗接种的对象主要是新生婴幼儿,接种后可预防儿童重症结核病的发生,如血行播散型肺结核、结核性脑膜炎。

但是接种卡介苗并不代表能够完全不得结核病。当传染源、传播途径和易感人群等几个因素都具备时还有可能感染结核病。

12. 结核病患者为什么需要长时间药物治疗?

结核病的治疗原则应遵循早期、联合、全程、适量、规律用药,若非正规治疗,不易治愈且易导致耐药和并发症。疗程时间如下。

(1)初治肺结核:强化期 2 个月,巩固期 4 个月。

(2)初治肺外结核:强化期 2 个月,巩固期 6~10 个月。巩固期治疗 4 个月时,痰菌未阴转,继续延长治疗期 6~10 个月。

(3)复治和耐药结核根据个体化治疗,疗程更长。

13. 得了结核病能治愈吗?

结核病初治患者经过规范治疗以后,80% 以上能够治愈。但是若第一次治疗不彻底,一旦身体抵抗力下降,可能会再次复发。所以感染结核一定要在专科医生的指导下,早期、规律、全程、适量、联合用药,全程治疗方案分强化和巩固两个阶段。在抗结核治疗的过程中,肝损伤是最常见的不良反应,然而尚无有效方法避免其发生。肝功能损伤不仅影响药物耐受性,也影响患者的依从性,导致治疗失败,甚至出现生命危险,所以抗结核治疗的同时注意保肝治疗。

14. 得了结核病能怀宝宝吗?

结核病治愈后不影响生育,但在患病及治疗期间不建议怀孕,有以下原因:①可能会导致结核病病情加重。②胎儿也可能感染上结核病。③妊娠期间应用抗结核药物可能会导致胎儿畸形。

一般建议停药后半年开始备孕。盆腔结核和输卵管结核患者则不容易怀孕,正规抗结核治疗后,建议采取综合治疗比如输卵管疏通术、中医治疗等。

15. 怎样正确处理结核患者的痰液?

结核患者的痰液中可能携带活着的结核杆菌,是造成传染的主要源头,将结核杆菌从源头灭活,切断传播途径,是阻止传染的重要方法。因此处理好结核患者的痰液是一项重要的工作。

（1）首先一定不要随地吐痰,在家中时可以放置一个装着生石灰的容器,比如在废弃的脸盆中装上一半的生石灰,患者吐痰可以吐在里面。

（2）患者还可以用放有 84 消毒液的痰盂吐痰,痰盂清理时可用 5% ~ 10% 来苏尔浸泡 2 小时。

（3）外出时,最好带塑料袋和卫生纸,痰吐到卫生纸里包好,放到塑料袋中回家消毒处理或者焚烧掉,也可挖坑深埋或用 20% 漂白粉溶液泡 6 ~ 8 小时。

（4）不管在家里,还是在外面,吐痰后应该用皂液流动水洗手,或用含醇的手消毒剂、每升 5 000 毫克的碘伏溶液洗净双手,用 75% 的酒精消毒。

（5）在家里吐痰后,最好保持房间的通风,有条件的话最好用紫外线杀菌消毒。

16. 怎样预防肺结核病?

结核病传染流行包括 3 个环节:传染源、传播途径和易感人群。因此,结核病的预防措施应该针对这 3 个环节来制订。

（1）消除传染源:及早发现结核患者,尽快做出正确诊断,并积极合理地进行治疗,杀灭结核分枝杆菌,消除传染性,彻底治愈结核病,是切断结核分枝杆菌传染流行最重要的措施,也是预防结核病的关键所在。

（2）切断传播途径:每一个人都应该养成良好的卫生习惯,特别是肺结核患者,要注意消毒灭菌,与健康人隔离。患者所住房间应经常开窗,让空气流通,降低室内空气中结核分枝杆菌的浓度,减少传染性。传染性患者最好不去或少去公共场所。患者在咳嗽、打喷嚏时应用手绢或餐巾纸捂住口鼻,以防飞沫污染周围空气,手绢也应经常消毒、更换,餐巾纸烧掉。

（3）增强人体免疫力:保持乐观情绪,合理营养,适当进行力所能及的体育锻炼和体力劳动,对于增强体质、预防结核分枝杆菌感染和发病有很大好处。不吸烟、不饮酒、不过度劳累、生活规律、不熬夜。积极防治其他各种疾病,保持健康的体魄,都有利于预防结核病的发生。

17. 肺结核患者的居家护理重点有哪些?(视频:结核病家庭护理)

结核病家
庭护理

肺结核是慢性消耗性疾病,也被称为"富贵病",具有很强的传染性,用药周期很长,治疗和康复期间"以养为主",那么除了坚持规范用药,该如何"养护"结核患者呢?

(1)生活有规律,早睡早起,劳逸适度,精神愉快,戒烟戒酒。调节生活。坚持晨练,选深呼吸运动、小跑步、练太极等适合自己的方式。

(2)房间通风,卧室应注勤通风,保持空气清新,但避免吹对流风,防止感冒。

(3)因患者常有盗汗,注意个人卫生,被褥经常更换。

(4)按时吃药,减少出现抗药性的可能。

(5)饮食上要增加营养少吃刺激性食物以减少咳嗽。多吃富含高蛋白、高热量、高维生素的食物,比如牛瘦肉、鸡肉、鸡蛋、牛奶等,应避免食用以前未食用过的蛋白食物。防止出现过敏反应。

(6)按时消毒房间,如紫外线消毒灯照射 30 分钟以上。

(7)定期复查,如有不适及时就诊。

(冯素萍　丁　密　吕娅敏)

(十二)间质肺疾病

1. 什么是间质肺疾病?

肺间质指的是肺泡间及终末气道上皮以外的支持组织,包括血管和淋巴管组织。间质性肺疾病(ILD)又被称为弥漫性肺实质疾病,是一组主要累及肺间质和肺泡腔,导致肺泡-毛细血管功能单位丧失的弥漫性肺疾病。如果肺可以比喻成一个网状结构的海绵,肺间质就是海绵体的骨架,这个骨架发生病变,失去弹性,使得肺这个海绵变硬,通气空间缩小,无法正常地完成呼吸,最后整个肺像压缩的海绵一样,失去弹性变得硬实,又称为肺实变。

表现为逐渐加重的呼吸困难、低氧血症和双肺弥漫性病变,最终发展为弥漫性肺纤维化和蜂窝肺,导致呼吸衰竭死亡。这个过程患者是非常痛苦的,可以说就像"鱼儿离开了水",如果得不到救治就是"慢慢憋死的"过程。

2. 间质肺疾病是怎样分类的?

间质性肺疾包括200多种急性和慢性的肺部疾病,其中大多数疾病的病因还不明确,根据病因、临床表现和病理特点,分为:

(1)已知原因的间质性肺疾病:如吸入有机粉尘所致过敏性肺炎、吸入无机粉尘所致的石棉沉着病、硅沉着病等,以及与药物或治疗有关,与结缔组织疾病和血管炎有关。

(2)特发性间质性肺炎:如特发性肺纤维化、非特异性间质性肺炎、隐源性机化性肺炎、急性间质性肺炎、呼吸性细支气管炎伴间质性肺疾病、脱屑性间质性肺炎和淋巴细胞性间质性肺炎,这些原因不明。

(3)肉芽肿性间质性肺疾病:如结节病。

(4)其他罕见间质性肺疾病,如肺淋巴管平滑肌瘤、肺朗格汉斯细胞组织细胞增生症、慢性嗜酸性粒细胞性肺炎、肺泡蛋白沉积症、特发性肺含铁血黄素沉着症、肺泡微石症和肺淀粉样变。

3. 哪些药物可以引起弥漫性肺纤维化?

像胺碘酮、甲氨蝶呤、博来霉素、吉非替尼等会导致肺纤维化,另外放射线治疗和高浓度氧疗也会导致间质性肺疾病的发生。一种用来除草的农药"百草枯",这种药物大量中毒会迅速导致呼吸衰竭死亡,小量中毒会造成肺纤维化,而且非常难控制,短期内也会走向死亡。

4. 哪些疾病可以导致间质肺疾病?

系统性硬皮病、类风湿关节炎、多发性肌炎/皮肌炎、干燥综合征、系统性红斑狼疮、抗中性粒粒细胞胞质体(ANCA)相关性血管炎、坏死性肉芽肿性血管炎、变应性肉芽肿性血管炎等。这些疾病听起来和肺病好像没有什么关系,实则关系很密切的。

5. 什么是特发性肺间质纤维化？有什么症状和特点？（视频：特发性肺间质纤维化）

特发性肺间质纤维化是一种病因未明的、特殊类型的间质性肺炎,常合并胃食管反流,伴随着每感染一次,纤维化就加重一次,早期激素治疗可部分恢复肺功能,中、后期就不可逆转了,到了晚期会出现明显缺氧、肺动脉高压、右心功能不全的症状,只能靠氧气甚至呼吸机维持呼吸,因此早期预防感染很重要。

特发性肺间质纤维化

假如把正常的肺比作"丝瓜瓤",那么这个"丝瓜瓤"是新鲜的、透气的、柔软的,而纤维化的过程就是"丝瓜瓤"变硬、变干、变得不通气的过程。

这个病多于 50 岁以后发病,男性居多,75% 的人有吸烟史,起病较慢,主要表现为逐渐加重的呼吸困难,常伴有干咳,体重减轻,患者感觉不适、乏力、关节疼痛等,但是较少发热。有一半的患者会出现杵状指,90% 的患者在肺底及腋下区可听诊到爆裂性细湿啰音,也称为 Velcro 音。

6. 目前特发性肺间质纤维化都有什么治疗方法？

目前尚没有特别有效的药物治疗特发性肺间质纤维化,肺移植是目前治疗特发性肺间质纤维化最有效的方法。糖皮质激素通常用于缓解患者急性期的症状。N-乙酰半胱氨酸或吡非尼酮可以在一定程度上减慢肺功能恶化程度和降低急性加重的频次。患者存在明显的低氧血症时,应该给予长期氧疗,同时尽可能地进行肺康复训练,比如腹式呼吸、缩唇呼吸、呼吸操等。如果有胃食管反流尽量采取措施,及时处理患者的咳嗽、呼吸困难和焦虑等问题,提高生活质量。

7. 特发性肺间质纤维化患者的护理要点有哪些？（视频:特发性肺间质纤维化患者的护理）

特发性肺间质纤维化患者的护理

特发性肺间质纤维化确诊后的病程发展差异性很大,大多表现为肺功能缓慢逐步下降,少数患者反复急性加重,导致疾病快速恶化发展。轻症患者要注意避免呼吸道感染,以免加重病情。急性期为缓解患者的症状,给予高流量吸氧,但是高流量吸氧本身也会加重纤维化,加上使用大量的激素药物,会产生不同程度的副作用。

肺移植虽然是目前治疗特发性肺间质纤维化最有效的方法,但是肺源很难等到、移植治疗费用和后续维持费用都很高昂,因此在等待肺源的过程中或者选择保守治疗时,注意做好以下几个方面的护理,预防感染,提高患者的生活质量,为肺移植做好准备。

(1)首先预防呼吸道的感染是关键。环境要安静、舒适,保持空气清新,定时开窗通风,室内空气相对湿度保持在70%以上。要减少探视人员,避免到人多的场合活动,如果人多可戴口罩防护。保持良好的卫生习惯,常洗手,注意口腔卫生,预防流感和肺炎。

(2)急性期绝对卧床休息,给予中流量吸氧,使血氧饱和度维持在90%以上,疾病缓解期可在病室内活动并间断吸氧,避免劳累和情绪激动,病情稳定出院后可给予长期的家庭氧疗。

(3)饮食要营养丰富、容易消化,少食多餐。选择优质的蛋类、肉类和鱼类,烹饪方法避免辛辣油腻,进食新鲜的蔬菜、水果补充维生素,奶制品和豆制品有的会产生腹部胀气,根据患者的情况进行选择。

(4)患者病情缓解期,进行呼吸功能锻炼,比如深呼吸、缩唇呼吸和腹式呼吸,体能允许的可以练习呼吸操。

(5)反复大量使用激素会产生副作用。

(6)注意观察病情变化,如果出现发热、咳嗽、咳痰,出现呼吸困难或加重等情况要及时就医,遵医嘱使用祛痰止咳药物。

(7)此类病患大多治疗效果不好,在病情反复、呼吸困难日益加重的过程中容易产生焦虑、悲观、烦躁、忧郁等情绪,要注意与患者建立良好的关系,进行有效的沟通,避免不良刺激,及时给予心理疏导和支持。

8.使用激素类药物的护理要点有哪些?(视频:使用激素类药物的护理)

使用激素类药物的护理

激素类药物在临床的使用比较广泛,特别是哮喘急性发作和肺间质纤维化急性期的患者,往往用量还比较大,反复使用的话在体内蓄积,会产生一些副作用,因此平时要做好护理,减轻患者的不适,以下是常见的副作用和护理对策。

(1)严格按医嘱服药,切忌不要随意停药或减量,因为突然停药容易造成病情反复。

(2)长期使用激素,会造成机体抵抗力降低,容易加重或诱发感染。因此,应避免各种感染机会。比如外出到人多的地方戴口罩,勤洗手,勤洗澡,平时做好个人卫生,同时注意保暖避免受凉感冒等。

(3)注意口腔卫生,防止真菌感染,每天检查口腔黏膜,发生真菌感染可用氟康唑生理盐水涂抹。

(4)使用激素药物期间多食含钙、钾丰富的食物,如牛奶、鱼、虾皮、橘子汁等,防止低钙、低钾血症。

(5)长期使用激素可造成骨质疏松,应避免参加剧烈活动,以免造成骨折。

(6)激素还会造成血压和血糖的升高,停药后可恢复正常。

(7)长期使用激素还会形成满月脸、水牛背、皮肤痤疮、兴奋失眠等,停药后会逐渐好转,需要时在医生指导下用药治疗。

(8)激素会诱发或加重消化性溃疡和出血,因此这类患者不宜使用,患有青光眼、白内障、感染性疾病时要谨慎遵医嘱使用,当出现此类状况或不适时应及时告知医生。

9.什么是肺泡蛋白沉着症？有哪些症状？

肺泡蛋白沉着症是一种以肺泡内有不可溶性磷脂蛋白样物质沉积为特点的弥漫性肺部疾病。发病机制尚不完全清楚,目前大多数证据表明其肺泡蛋白沉积物是由于肺泡表面活性物质清除障碍所致。其原因为:①肺泡巨噬细胞功能缺陷。②患者体内存在抗粒-巨噬细胞集落刺激因子自身抗体,抑制了巨噬细胞的活性。也就抑制了巨噬细胞,使得清除打扫肺泡内垃圾的"工作人员"——巨噬细胞工作效率严重低下。③继发性其他疾病或因素,微生物感染、粉尘吸入、酗酒等。④基因突变。

由于肺泡腔内沉积物的增多,从而影响了其气体交换的能力,最主要是氧气的交换,从而引起呼吸困难等相关症状;就像一个个堆满杂物的房间,空气流通严重不畅,同时肺泡腔内蛋白沉积易于细菌生长,容易发生肺部感染,尤其是机会性感染(奴卡菌、真菌、分枝杆菌等)的概率大大增加。

本病的临床表现差异很大,有的可无任何临床症状,仅在体检时发现,占1/3左右;约有1/5患者因合并继发性感染为首要表现;另外1/2患者隐匿起病,表现为咳嗽、呼吸困难、乏力,少数可有发热和咯血,重者可出现发绀、杵状指和视网膜斑点状出血。与胸部 X 射线检查严重程度不成正比,即有时胸片显示严重,患者却表现不明显,但有时患者呼吸困难严重,X射线胸片却显示不那么严重。

10. 肺泡蛋白沉着症的治疗方法有哪些?

肺泡蛋白沉着症有1/3的患者可自行缓解,但大部分需要治疗,全肺灌洗是目前首选和有效的治疗方法,但不是一次灌洗就可以治愈,通常需要反复灌洗,每次灌洗间隔一定时间,以患者能够恢复到接受下一次灌洗为宜。肺灌洗后回收液的特征是像牛奶一样,奶白色,稠厚不透明,静置后沉淀分层。

一部分患者通过缺什么补什么,使用药物"粒-巨噬细胞集落刺激因子"皮下注射或雾化吸入给药提高巨噬细胞的数量和活化,治疗反应也良好。

11. 什么是结节病? 有何特点?

结节病是间质性肺疾病的一种,原因不明,呈现多系统受累的结节状炎症病变,主要侵犯肺和淋巴系统,其次是眼部和皮肤。部分病例无症状可自行痊愈,多发于40岁以下中青年,女性稍高。结节病临床表现多样,可有发热、干咳、呼吸困难、皮疹和关节酸痛等,与起病的急缓程度和脏器受累的不同及结节的活动性有关,还与种族和地区有关,比如寒冷地区多过热带地区、黑人多于白人。

12. 目前怎样治疗结节病?

无症状和肺功能轻微异常的结节病无须治疗,结节病出现明显的肺部症状和肺外症状,比如咳嗽、胸痛、呼吸困难,出现心脏问题如心律失常、心力衰竭和神经系统症状,需要使用免疫抑制治疗,首选全身糖皮质激素治疗,疗程 6~24 个月。结节病的复发率较高,治疗结束后也需要 3~6 个月复查一次。

13. 什么是肺尘埃沉着病?

肺尘埃沉着病指长期处于特定的环境下,吸入有害气体和粉尘,导致肺组织纤维化改变的一类疾病,最常见的有硅肺、煤尘肺和石棉肺等。

肺尘埃沉着病属于职业病,与工作环境的关系很密切。肺尘埃沉着病发展到后期,患者非常痛苦,如果得不到救治,患者是在严重的呼吸困难中慢慢窒息而死,给家庭也带来了严重的经济和精神负担。当身处这些不良工作环境中,我们能做的就是坚持做好自身防护,尽最大可能保护我们的肺。

14. 怎样确诊和治疗肺尘埃沉着病?

肺尘埃沉着病的诊断主要根据职业接触史,胸部 X 射线的影像学改变,其他有支气管镜、肺泡灌洗液分析和肺组织活检,以及 CT 等协助诊断。但是并非所有医疗单位均可以做出确诊,确诊的单位和部门需要具有职业病诊断的资质,且分别有一个及以上有资质的呼吸科和职业病专家做出诊断,也就是说至少应该有两个专家才能做出诊断,这两个专家一个是呼吸科专家,另一个是职业病专家。

肺尘埃沉着病的治疗目前没有特效药,主要是支持呼吸功能和预防感染。肺泡灌洗术可以有效清除肺泡内的粉尘和吞噬粉尘的巨噬细胞,是目前能够改善临床症状,延缓疾病发展,延长患者生命,提高生活质量的治疗手段。

15. 什么是肺泡灌洗术?

又称支气管肺泡灌洗术(BAL),是在纤维支气管镜检查基础上发展起来的一项安全而实用的技术,利用支气管镜向支气管肺泡内注入生理盐水,随即吸出,收集肺泡表面液体,检查其细胞成分和所含物质。也用于弥漫性间质性肺疾病、肺部肿瘤和免疫受损患者肺部感染的诊断;肺部感染细菌学检测及肺化脓症冲洗引流治疗;肺泡蛋白沉积症的诊断与治疗行局部和全肺灌洗。

16. 肺泡灌洗术前要做哪些准备?

肺泡灌洗是一种成熟的技术,但毕竟是一种侵入到身体里的技术,有一定的不适甚至风险,所以按照要求,一般在肺灌洗前,要做一些准备。

(1)术前检查:胸片、心电图、肺功能、出凝血时间、肝炎、梅毒等,必要时拍 CT 片以确定病变部位。

(2)医生会向患者说明检查目的,操作过程及有关配合注意事项,为的是消除其紧张情绪,取得合作,并由患者或家属签同意书。

(3)术前禁水、禁食 4 小时,精神紧张者镇静,咳嗽剧烈者可肌内注射哌替啶。

17. 肺泡灌洗术后患者的护理要点有哪些?

肺灌洗后患者由于肺处于水肿状态,血氧饱和度偏低,生命体征不稳定,需要采取以下措施。

(1)术后给予患者机械通气或高流量吸氧,使血氧饱和度维持在 95% 以上。

(2)预防肺水肿:肺组织经过大容量肺泡灌洗后会造成肺泡轻度的损伤,加上灌洗容易导致肺水肿的发生,因此术后遵医嘱使用利尿剂,注意准确记录患者的出入水量,同时控制输液总量,输液滴速 20~40 滴/分。

(3)术后给予心电监护,严密观察生命体征、血氧及动脉血气分析等变化。

(4)预防感染,术后机械通气时间不宜过长,以减少因上机而增加感染机会,术后 2~6 小时停用呼吸机,拔管后予协助拍背,鼓励患者深呼吸及指导有效咳嗽,以促进肺内残余液体及分泌物的排出。

(5)嘱患者术后 2 小时内禁食水,严密观察患者咳出物的颜色、性质、量及有无明显的胸闷、气短等,如有不适及时报告医护人员。

18. 怎样预防肺尘埃沉着病?

预防肺尘埃沉着病最主要的是减少粉尘吸入,应从两个方面采取措施:一方面,用工单位应采取技术层面的措施,消除或降低粉尘危害,比如改革工艺流程,更新生产设备,采用遥控操纵、计算机操控等,使得个人避免接触粉尘;也可以采取湿式操作,通过洒水和喷水,减少粉尘飞扬。同时要有监督部门的督导,使得企业能够规范作业。另一方面,接触粉尘的工人应积极采取卫生保健措施,比如上岗和脱岗前体检,工作中定期体检,一旦发现问题要使工人及早脱离不良环境。工人个人的防护尤其重要,佩戴防尘护具如防尘口罩、防尘安全帽和防尘头盔等;讲究个人卫生,勤洗澡、勤换工作衣等。

19. 肺尘埃沉着病患者的居家护理要点有哪些?（视频:尘肺患者的护理）

肺尘埃沉着病(简称尘肺)是慢性病,照护得好,可以提高生活质量,延长生命,减少住院次数和时间,居家护理主要做好以下几个方面。

尘肺患者的护理

(1)首先要远离有粉尘的环境,病情较重者应休息或安排疗养,除此之外日常护理重点之一是要有合理的生活方式和良好的饮食习惯,还有就是一定要有康复的意识。

(2)首先应忌烟、忌酒,生活规律不熬夜。

(3)环境安静,保持室内空气新鲜,每天早晚开窗通风,每次30分钟,室外空气质量不好的时候可以用空气净化机。室内的温度最好保持在18～20℃。

(4)防止呼吸道感染。注意天气变化,及时添加衣服,避免受凉感冒。勤洗手、注意个人卫生,人多的地方注意戴口罩,特别是冬春季节注意防止呼吸道传染病。

(5)饮食上增加优质蛋白及钙质含量高的食物,以补充尘肺患者机体消耗,提高免疫力,比如瘦肉、牛奶、鸡蛋、鱼、豆制品等,多吃新鲜蔬菜和水果补充维生素,比如蘑菇、萝卜、菠菜、芹菜,还有猪血和黑木耳等食物,烹饪方法避免辛辣刺激、油腻。没有并发肺心病可适当多饮水,使痰液稀释容易咳出。

(6)增强体质,进行呼吸功能锻炼延缓肺功能的恶化,锻炼还有助于保持心情愉快。

(7)保持气管通畅,鼓励患者咳嗽排痰,咳嗽、咳痰时一般采用舒适体位,咳嗽剧烈取半卧位,使痰液易于咳出;痰液不易咳出时,可湿化气道或雾化,用叩背法促进痰液排出。

(8)根据医嘱吸氧,吸氧浓度控制在24%～30%,定时测量指脉氧,使氧饱和度保持在95%以上。

(9)尘肺常见的并发症有肺结核、肺气肿、肺部感染、气胸、肺心病和咯血等,要注意观察体温和脉搏,当咳嗽、咳痰,呼吸困难加重,出现胸痛和咯血等变化时,要及时到医院寻求专业就诊。

(周诗扬　崔春艳)

(十三)了解肺结节

1. 什么是肺结节?

近年来,随着人们健康意识的增强,很多人每年都会选择体检,胸部 CT 检查在体检时得到普遍应用,肺结节这个词语也如雷贯耳,众说纷纭。准确地说,肺结节并不是一种病,而是 X 射线或者 CT 检查发现的肺部结节影,表现为直径≤3 厘米的局灶性、类圆形、密度增高的肺部阴影即为肺结节,通常多无明显症状。根据结节的密度不同分为非实性结节、实性结节和部分实性结节;有时是一个,有时是多个;医生把肺结节细分为微小结节、小结节、肺结节。直径<5 毫米者被称为微小结节,5～10 毫米定义为小结节,10～30 毫米是肺结节。而结节直径≥30 毫米时被称为肺肿块。

胸片不容易发现肺小结节,随着 CT 的普及,越来越多的肺结节被发现,很多医院都建立了肺结节门诊。但肺结节到底是什么性质需要进一步观察和确诊。

2. 肺结节与肺癌有何关系?

由于现在肺癌的发病率很高,一旦发现肺部有结节,很多人的第一反应都是:是不是得了肺癌? 甚至到处找人急着切除。其实不然,肺部小结节(直径5~10毫米)90%以上都是良性的或者是陈旧的炎症病变留下的瘢痕,不需要手术切除,甚至不需要治疗。

即使手术后病理诊断是原发性肺癌,有些5年甚至10年都没有什么变化。因此,第一次做CT发现肺小结节的,完全不必恐慌,可以观察一段时间,再做CT复查,两次CT做比对,再根据变化做下一步选择。同时检查血液肿瘤标志物、肺癌血清抗体、肺癌分子标志物等帮助诊断。

这同时也说明了一点,定期CT体检很重要,特别是40岁以上的中老年人,可以及时发现肺部小结节,即便是肺癌,由于发现得早,及时治疗,也对患者的生存生活影响不大。

3. 发现肺结节都需要手术吗?

第一次发现肺结节的,特别是直径<8毫米,医生一般不建议立即手术。那些肺部炎症结节,经过消炎治疗,1~3个月后复查CT,会发现结节影完全消失;如果因为这个切除,岂不是没有必要"自讨苦吃"。即便是第一次CT发现的肺小结节,考虑是肺癌的,也可以再观察3个月、半年甚至1年,不影响患者整体的治疗效果。如果高度怀疑,可以做增强CT+肺小结节分析,进一步扫描检查,以便能够及时发现更"确凿的证据"。

大于8毫米的肺结节,医生会根据位置和特点,选择做气管镜或者可以通过肺穿刺活检,以及手术切除做病理检查,确定性质。

外科手术没有"肺结节剔除术"这一说,都是肺部分切除,大于结节几倍的附近肺都被切掉,白白浪费了这些肺组织。而且有些检查发现小结节不止一个,上肺一个,下肺一个,左肺一个,右肺一个,甚至是多发结节,切除两个以上的小结节,会影响患者的肺功能。如果是良性病变,这些切除的肺组织在患者 70 岁以后可能会影响到其肺功能和生存质量。

所以发现肺结节以后不必过度恐慌,急于切除,医生会根据结节直径的大小,结节的形态,边缘界限情况,密度是不是均匀,内部结构是实体的多还是虚的多等,综合考虑,选择方案。即便怀疑是肺癌,如果很小的话,结合其他的肺癌检查结果,也可以观察等待一段时间,进一步明确后再手术切除也不迟。

4. 查出肺结节需要定期复查吗?

据《中国肺癌低剂量螺旋 CT 筛查指南》(2018 年版),肺结节基线筛查流程及管理如下。

(1)直径<5 毫米的实性结节或部分实性结节,以及<8 毫米的非实性结节:12 个月后按计划进入下一年度的 LDCT 复查。

(2)5 ~ 14 毫米的实性结节或部分实性结节,以及 8 ~ 14 毫米非实性结节:筛查后 3 个月进行低剂量螺旋 CT(LDCT)复查。如果结节增大,由多学科高年资医师会诊,决定是否进入临床治疗;如结节无变化,进入下一年度复查。

(3)直径≥15 毫米结节,有两种方案:①由多学科高年资医师会诊,决定是否进入临床治疗;②抗感染治疗 5 ~ 7 天,休息 1 个月后复查。如果结节完全吸收,年度 LDCT 复查;如果结节无变化,由多学科高年资医师会诊,决定是否进入临床治疗;如果结节部分吸收,3 个月后进行低剂量螺旋 CT 复查,结节增大或无变化者,由多学科高年资医师会诊,决定是否进入临床治疗。

第一次检查出肺小结节后多久再复查要遵照医生的评估判断,一般医生会要求 3 ~ 12 个月内复查。如果是密度均匀的结节,密度越高,恶性的可能性越大,密度不均匀的结节,实性成分越高,恶性的可能性也越大;结合肺结节的特点和直径的大小,选择复查 CT 的时间。但是具体情况要具体分析,对于高度怀疑的,还是要及时做进一步的检查,比如增强 CT+肺小结节分析、血液肿瘤标志物、肺癌血清抗体、肺癌分子标志物等,确诊后选择治疗方案。

5.哪些人应该及早筛查有无肺结节?

肺结节的发病率较高,占城市人口的 2% ~5%,而所有的肺癌几乎都是从小结节演变而来。如果都能早期诊断肺腺癌,手术后其 5 年生存率为 100%,但目前很多肺癌患者出现症状去专科就诊时已错失手术时机,因此肺癌高危人群的早期筛查至关重要。

肺癌的高危人群是指:年龄≥40 岁且具有以下任一危险因素者。①吸烟≥20 包/年(或 400 支/年),或曾经吸烟≥20 包/年(或 400 支/年),戒烟时间<15 年;②有环境或高危职业暴露史(如石棉、铍、铀、氡等接触者);③合并慢性阻塞性肺疾病、弥漫性肺纤维化或既往有肺结核病史者;④既往罹患恶性肿瘤或有肺癌家族史者。

肺癌的筛查手段有:目前对肺癌最精准的筛查方法是低剂量螺旋 CT,与X 射线胸片相比,采用 LDCT 对高危人群进行筛查可使肺癌的病死率下降20% 。

6.怎样预防肺结节的发生?

不管肺结节是什么什么性质,预防才是第一重要的。

(1)戒烟:对于吸烟者来说,越早戒烟越好。

(2)避免接触二手烟、三手烟、石棉、砷、镉、铬、煤烟等,注重厨房通风和抽油烟机的使用,绿色装修。

(3)注意防护工作环境有害物质的吸入,必要时佩戴有防护功能的口罩。

(4)远离雾霾:雾霾天气尽量减少外出,必须外出时尽量减少在室外的停留时间,建议佩戴有防护功能的口罩,减少 PM 2.5 吸入。

(5)建立良好的生活方式:坚持锻炼,合理饮食,保证优质蛋白及蔬菜水果摄入。心理平衡,保持心情愉快。

(6)40 岁以上每年做健康体检,吸烟者必须查胸部 CT。有症状及早就诊,特别是出现刺激性咳嗽和血痰。

(周诗扬　王　莉)

参考文献

[1]陈灏珠,钟南山,陆再英.内科学[M].8版.北京:人民卫生出版社,2017.

[2]李春燕,刘秋云.呼吸系统疾病特色护理技术[M].北京:科学技术文献出版社,2008.

[3]成守珍.呼吸内科临床护理思维与实践[M].北京:人民卫生出版社,2012.

[4]尤黎明,吴瑛.内科护理学实践与学习指导[M].北京:人民卫生出版社,2018.

[5]李小寒,尚少梅.基础护理学[M].6版.北京:人民卫生出版社,2017.

[6]刘旭晖,卢水华.精准医学与结核病临床诊治[J].中国防痨杂志,2016,3(3):38.